高职高专医药类"十三五"规划教材

医药基础化学实验

李 君 主编 陈 思 副主编

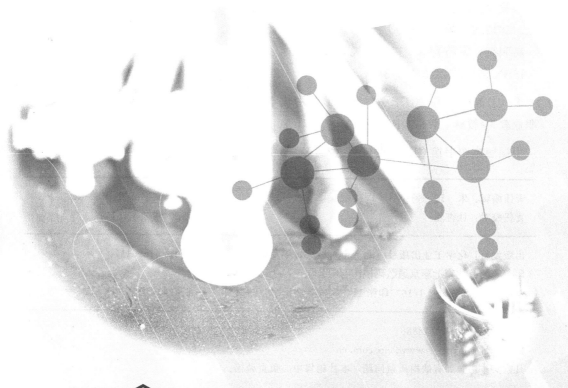

化学工业出版社

·北京·

《医药基础化学实验》主要用于培养学生的基础化学实践能力和基础化学应用能力。全书共分为四个部分：基础知识、无机化学实验、有机化学实验、分析化学实验。其中基础知识介绍化学实验基本知识；无机化学实验包括基本度量仪器的使用方法、乙酸电离度和电离平衡常数的测定、药用氯化钠的制备、海带中碘的提取等；有机化学实验包括萃取与洗涤、重结晶提纯法、有机化合物沸点的测定、乙酰水杨酸的制备、红辣椒中色素的分离等；分析化学实验包括滴定分析操作练习、容量仪器的校正与检定、药用硼砂的含量测定、水的硬度测定、邻二氮菲测定水中铁的含量等。

本书可作为高职高专药学类专业、中药学专业、医学检验技术专业、临床医学专业、护理学专业、助产专业、老年保健与管理等专业的师生用书，也可供相关专业人员阅读参考。

图书在版编目（CIP）数据

医药基础化学实验/李君主编. —北京：化学工业出版社，2019.9（2021.1重印）

高职高专医药类"十三五"规划教材

ISBN 978-7-122-34817-3

Ⅰ.①医…　Ⅱ.①李…　Ⅲ.①医用化学-化学实验-高等职业教育-教材　Ⅳ.①R313-33

中国版本图书馆 CIP 数据核字（2019）第 140388 号

责任编辑：朱　理　杨　菁　闫　敏　　　　　文字编辑：向　东
责任校对：杜杏然　　　　　　　　　　　　　装帧设计：张　辉

出版发行：化学工业出版社（北京市东城区青年湖南街 13 号　邮政编码 100011）
印　　装：北京七彩京通数码快印有限公司
787mm×1092mm　1/16　印张 11　字数 247 千字　2021 年 1 月北京第 1 版第 2 次印刷

购书咨询：010-64518888　　　　　售后服务：010-64518899
网　　址：http://www.cip.com.cn
凡购买本书，如有缺损质量问题，本社销售中心负责调换。

定　　价：35.00 元　　　　　　　　　　　　　　　　版权所有　违者必究

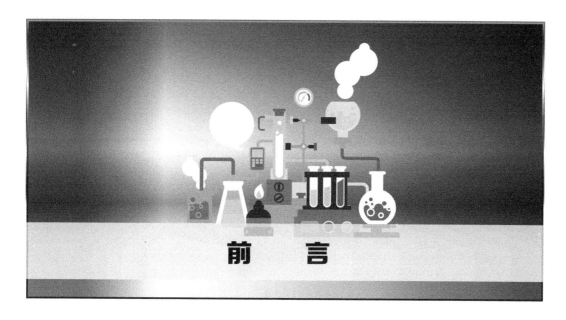

前　言

　　为了满足"能力本位，全面提高学生素质，理论联系实际，与职业技能鉴定接轨"的新形势下高等职业技术教育的需要，培养学生的基本操作技能和规范操作能力，形成理论和实际相结合、实事求是的科学态度以及良好的职业道德，我们编写了《医药基础化学实验》这本实验用书。

　　医药基础化学是实践性很强的学科。通过基础化学实验教学，有利于培养学生对科学知识的学习兴趣和能力；由于实验中手脑并用，感知与思维相结合，可以使学生熟练掌握化学实验的基本操作技能，加深对基础化学基本理论的理解，为学生参加医药科学研究打下良好基础。

　　《医药基础化学实验》是高职高专药学类专业必修的专业基础课药用基础化学（医药化学基础）的实训配套用书，主要用于培养学生熟练掌握无机化学、有机化学、分析化学的实验实践动手能力。在《医药基础化学实验》一书中，我们精心设计了有关的技能训练项目，以通过本课程的学习和训练，使学生能熟练运用化学基础知识对常见药品的结构、性质、合成进行鉴别、定性和定量分析，能够增强化学基本操作技能，为后续药学专业核心课程的学习奠定坚实的基础。

　　本书共分为四个部分：基础知识、无机化学实验、有机化学实验、分析化学实验。其中基础知识介绍化学实验基本知识；无机化学实验包括基本度量仪器的使用方法、乙酸电离度和电离平衡常数的测定、药用氯化钠的制备、海带中碘的提取等；有机化学实验包括萃取与洗涤、重结晶提纯法、有机化合物沸点的测定、乙酰水杨酸的制备、红辣椒中色素的分离等；分析化学实验包括滴定分析操作练习、容量仪器的校正与检定、药用硼砂的含量测定、水的硬度测定、邻二氮菲测定水中铁的含量等。

　　本书由李君担任主编，陈思担任副主编。编写人员及写作分工如下：基础知识部分由王姣和陈思编写；无机化学实验部分由陈思编写；有机化学实验部分由唐海飞和王俊永编写；分析化学实验部分由李君和李俊雅编写；附录由陈丹编写。全书由李君统稿。

　　由于编者水平有限，加之时间仓促，书中难免存在不足和疏漏之处，敬请读者批评指正。

编者

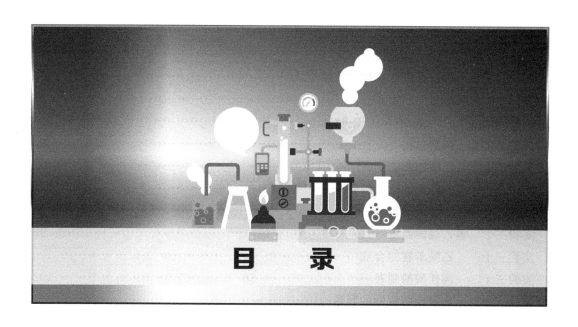

目　录

附录 ··· 163

参考文献 ·· 167

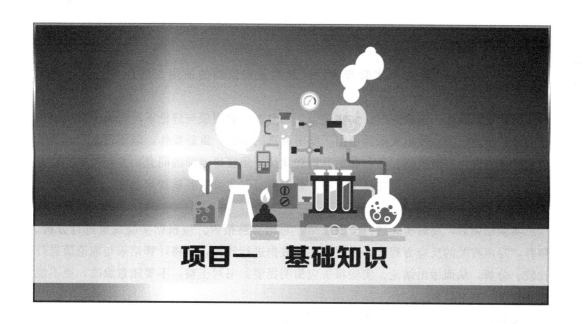

项目一　基础知识

实验一　化学实验基本知识

一、实验目的

医药基础化学是一门实验性学科，只有进行实验，才能很好地领会和牢固地掌握基本理论和基础知识。其主要目的是：

① 通过实验，使学生正确地掌握化学实验的基本操作方法、技能和技巧，学会使用化学实验的仪器，具备安装设计简单实验装置的能力。

② 通过实验，使学生了解一些常见无机物、有机物的制备、分离和提纯方法，掌握滴定分析法的具体操作。

③ 通过实验，培养学生正确观察、记录和分析实验现象，合理处理实验数据，规范绘制仪器装置图，撰写实验报告，查阅文献资料等方面的能力。

④ 通过实验，培养学生实事求是的科学态度，准确、细致、整洁的良好实验习惯，科学的思维方法及处理实验中一般事故的能力。

二、学习方法

为了达到上述目的，要求学生必须有正确的学习态度和学习方法。教师要在启发学生自觉的基础上进行严格要求。为了完成好医药基础化学实验，必须认真做到以下几点。

1. 充分预习

充分预习实验教材、教科书及其他参考资料是保证做好实验的重要环节。预习时要明确实验目的，知晓实验原理，了解实验的内容、步骤、操作过程和实验时应注意的事项。要写好预习笔记，做到心中有数。实验开始前，教师要检查学生的预习情况。若发现学生预习不够充分时，可不准其进行实验，要求在掌握实验步骤之后再进行实验。

2. 认真实验

在预习的基础上，按照实验步骤、试剂用量和仪器的使用方法严肃认真地进行实验。

做到规范操作、细致观察、如实记录。如发现实验现象与理论不符时，应对实验过程一步一步地核查，找出失败的原因，提出改进的措施，重新操作，以便得出有益的结论或采取相应的补救措施。如有新的见解和建议，须征得老师的同意，方可改变实验方案进行实验。在实验过程中应保持肃静，并严格遵守实验室各项规章制度。

3. 做好总结

实验结束后，要对实验进行全面总结，写出实验报告。应根据实验现象进行分析、解释，写出有关的反应方程式，或根据实验数据进行计算，并将计算结果与理论值进行比较、分析，从而做出结论。实验报告应简明扼要，书写工整，不要随意涂改，更不能相互抄袭、马虎行事。

实验报告的格式没有统一规定，不同类型实验的报告格式也不同。

三、实验室规则

① 实验前要做好预习和实验准备工作，明确实验目的，了解实验步骤及注意事项。预习不充分者不准进行实验。

② 实验时要遵守纪律，保持肃静，集中精神，认真操作，仔细观察，积极思考，如实详细地做好记录。

③ 实验时应保持实验室和实验台面的整洁，仪器药品应放在固定的位置上。

④ 要按规定量取用试剂，注意节约。不准将公用药品取走。从瓶中取出药品后，不得将药品再倒回原瓶中，以免带入杂质。取用固体药品时，切勿使其撒落在实验台上。

⑤ 要爱护国家财物，小心地使用仪器和实验设备。各人应取用自己的仪器，未经允许，不得动用他人仪器。仪器如有损坏，要及时登记补领，并按赔偿制度酌情赔偿。要节约水、电、煤气、酒精等。

⑥ 使用精密仪器时，必须严格遵守操作规程，细心谨慎。发现故障应立即停止使用，及时报告老师予以排除。

⑦ 实验结束后，随时将所用仪器洗刷干净，并放回实验柜内。揩净实验台及试剂架，清理水槽，关好电、水和煤气开关。实验柜内仪器应存放有序，清洁整齐。

⑧ 每次实验后，由学生轮流值日，负责打扫和整理实验室，检查水、电、煤气是否关闭，关好门窗，以保持实验室的整洁与安全。

⑨ 实验室内所有仪器、药品及其他用品，未经允许一律不许带出室外。

四、实验室安全规则

由于化学实验所用的药品多数是有毒、可燃、有腐蚀性或有爆炸性的，所用的仪器大部分是玻璃制品。所以，在化学实验中，若粗心大意，就容易发生事故，如割伤、烧伤，乃至火灾、中毒或爆炸等。因此，必须认识到化学实验室是有潜在危险的场所。然而，只要我们经常重视安全问题，提高警惕，实验时严格遵守操作规程，加强安全措施，事故是可以避免的。下面介绍实验室的安全守则和实验室事故的预防及处理。

（一）实验室的安全守则

① 实验开始前应检查仪器是否完整无损，装置是否正确，在征得指导教师同意之后，才可进行实验。

② 实验进行时，不得离开岗位，要注意反应进行的情况和装置有无漏气和破裂等现象。

③ 当进行有可能发生危险的实验时，要根据实验情况采取必要的安全措施，如戴防护眼镜、面罩或橡胶手套等。

④ 使用易燃、易爆药品时，应远离火源。实验试剂不得入口。严禁在实验室内吸烟或吃食物。实验结束后要细心洗手。

⑤ 熟悉安全用具如灭火器材、沙箱以及急救药箱的放置地点和使用方法，并妥善爱护。安全用具和急救药品不准移作他用。

（二）实验室事故的预防

1. 火灾的预防

实验室中使用的有机溶剂大多数是易燃的，着火是有机实验室常见的事故之一，应尽可能避免使用明火。

防火的基本原则如下。

① 在使用酒精、乙醚、苯、丙酮等易挥发和易燃物质时应注意以下几点。

a. 应远离火源。

b. 勿将易燃液体放在敞口容器中（如烧杯）直接加热。

c. 加热必须在水浴中进行，切勿使容器密闭；否则，会造成爆炸。当附近有露置的易燃溶剂时，切勿点火。

② 在点燃氢气等可燃性气体之前要检验其纯度，绝不可在未经检验纯度前直接在制备装置或贮气瓶气体导出管口点火，否则可能引起爆炸。

③ 蒸馏装置不能漏气，如发现漏气时，应立即停止加热，检查原因。若因塞子被腐蚀，则待冷却后才能换掉塞子。接收瓶不宜用敞口容器如广口瓶、烧杯等，而应用窄口容器如三角烧瓶等。从蒸馏装置接收瓶排出尾气的出口应远离火源，最好用橡胶管引入下水道或室外。

④ 回流或蒸馏低沸点易燃液体时应注意以下几点。

a. 应放数粒沸石或碎瓷片或一端封口的毛细管，以防止暴沸。在加热后才发现未放这类物质时，绝不能急躁，不能立即揭开瓶塞补放，而应停止加热，待被蒸馏的液体冷却后才能加入。否则，会因暴沸而发生事故。

b. 严禁直接加热。

c. 瓶内液体量不能超过瓶容积的 2/3。

d. 加热速度宜慢，不能快，避免局部过热。总之，蒸馏或回流易燃、低沸点液体时，一定要谨慎从事，不能粗心大意。

⑤ 用油浴加热蒸馏或回流时，必须注意避免由于冷凝用水溅入热油浴中致使油外溅到热源上而引起火灾的危险。通常发生危险的原因，主要是橡胶管套入冷凝管时不紧密，开动水阀过快，水流过猛，把橡胶管冲出来，或者由于套不紧漏水。所以，要求橡胶管套入冷凝管侧管时要紧密，开动水阀时动作也要慢，使水流慢慢通入冷凝管内。

⑥ 当处理大量的可燃性液体时，应在通风橱中或在指定地方进行，室内应无火源。

⑦ 不得把燃着或者带有火星的火柴梗或纸条等乱抛乱掷，也不得丢入废物缸中。否则，会发生危险。

2. 爆炸的预防

在有机化学实验里一般预防爆炸的措施如下。

① 蒸馏装置必须正确，不能造成密闭体系，应使装置与大气相连通。减压蒸馏时，不能用三角烧瓶、平底烧瓶、锥形瓶、薄壁试管等不耐压容器作为接收瓶或反应瓶，否则，易发生爆炸，而应选用圆底烧瓶作为接收瓶或反应瓶。无论是常压蒸馏还是减压蒸馏，均不能将液体蒸干，以免局部过热或产生过氧化物而发生爆炸。

② 切勿使易燃易爆的气体接近火源，有机溶剂如醚类和汽油一类物质的蒸气与空气相混时极为危险，可能会由一个热的表面或者一个火花、电花而引起爆炸。

③ 使用乙醚等醚类时，必须检查有无过氧化物存在，发现有过氧化物存在时，应立即用硫酸亚铁除去过氧化物。同时使用乙醚时应在通风较好的地方或在通风橱内进行。

④ 对于易爆炸的固体，如重金属乙炔化物、苦味酸金属盐、三硝基甲苯等都不能重压或撞击，以免引起爆炸。这些危险的残渣，必须小心销毁，例如，重金属乙炔化物可用浓盐酸或浓硝酸使它分解，重氮化合物可加水煮沸使它分解等。

⑤ 卤代烷勿与金属钠接触。因反应剧烈易发生爆炸，钠屑必须放在指定的地方。

3. 中毒的预防

大多数化学药品都具有一定的毒性。中毒主要是通过呼吸道和皮肤接触有毒物品而对人体造成危害，因此预防中毒应做到以下几点。

① 称量药品时应使用工具，不得直接用手接触，尤其是有毒药品。做完实验后，应洗手后再吃东西。任何药品不能用嘴尝。

② 剧毒药品应妥善保管，不许乱放，实验中所用的剧毒物质应有专人负责收发，并向使用毒物者提出必须遵守的操作规程。有毒药品（如重铬酸钾、钡盐、铅盐、砷的化合物、汞的化合物，尤其是氰化物）不得进入口内或接触伤口。剩余的废液不要随便倒入下水道，应倒入废液缸内统一处理，以免污染环境。

③ 有些剧毒物质会渗入皮肤，因此，接触这些物质时必须戴橡胶手套，操作后应立即洗手，切勿让有毒药品沾及五官或伤口。例如，氰化钠沾及伤口后就会随血液循环至全身，严重的会造成中毒死伤事故。

④ 金属汞易挥发，会通过呼吸道进入体内，逐渐积累将引起慢性中毒，所以，用汞时要特别小心，不得使其洒落在桌上或地上。一旦洒落，要尽可能地收集起来，并用硫黄粉覆盖在洒落的地方，使之转化为硫化汞。

⑤ 在反应过程中可能生成有毒或有腐蚀性气体的实验应在通风橱内进行，使用后的器皿应及时清洗。在使用通风橱时，实验开始后不要把头部伸入橱内。

4. 触电的预防

使用电器时，应防止人体与电器导电部分直接接触，不能用湿手或用手握湿的物体接触电插头。为了防止触电，装置和设备的金属外壳等都应连接地线，实验后应切断电源，再将连接电源的插头拔下。

五、事故的处理和急救

1. 火灾的处理

实验室一旦发生火灾，室内全体人员应积极而有秩序地参加灭火，一般采用如下措施：一方面防止火势扩展，立即关闭煤气灯，熄灭其他火源，断开室内总电闸，搬开易燃物质；另一方面立即灭火，有机化学实验室灭火，常采用使燃着的物质隔绝空气的办法，通常不能用水，否则可能会引起更大的火灾。在失火初期，不能用口吹，必须使用灭火器、沙、毛毡等。若火势小，可用数层湿布把着火的仪器包裹起来。如在小器皿内着火（如烧杯或烧瓶内），可盖上石棉板或瓷片等，使之隔绝空气而灭火。

如果油类着火，要用沙或灭火器灭火，也可撒上干燥的固体碳酸氢钠粉末。

如果电器着火，首先应切断电源，然后才用二氧化碳灭火器或四氯化碳灭火器灭火（注意：四氯化碳蒸气有毒，在空气不流通的地方使用有危险!），因为这些灭火剂不导电，不会使人触电。绝不能用水和泡沫灭火器灭火，因为水能导电，会使人触电甚至死亡。

如果衣服着火，切勿奔跑，而应立即在地上打滚，邻近人员可用毛毡或棉胎一类的东西盖在其身上，使之隔绝空气而灭火。

总之，当失火时，应根据起火的原因和火场周围的情况，采取不同的方法灭火。无论使用哪一种灭火器材，都应从火的四周开始向中心扑灭，把灭火器的喷出口对准火焰的底部。

2. 玻璃割伤

玻璃割伤是常见的事故，受伤后要仔细观察伤口有没有玻璃碎粒，如有，应先把伤口处的玻璃碎粒取出。若伤势不重，先进行简单的急救处理，如涂上万花油，再用纱布包扎；若伤口严重、流血不止时，可在伤口上部约 10cm 处用纱布扎紧，减慢流血，压迫止血，并随即到医院就诊。

3. 药品的灼伤

皮肤接触了腐蚀性物质后可能被灼伤，为避免灼伤，在接触这些物质时，最好戴橡胶手套和防护眼镜。发生灼伤时应按下列要求处理。

(1) 酸灼伤

皮肤上——立即用大量水冲洗，然后用 5% 碳酸氢钠溶液洗涤后，涂上油膏，并将伤口包扎好。

眼睛上——抹去溅在眼睛外面的酸，立即用水冲洗，用洗眼杯或将橡胶管套上水龙头对准眼睛缓慢冲洗后，立即到医院就诊，或者再用稀碳酸氢钠溶液洗涤，最后滴入少许蓖麻油。

衣服上——依次用水、稀氨水和水冲洗。

地板上——撒上石灰粉，再用水冲洗。

（2）碱灼伤

皮肤上——先用水冲洗，然后用饱和硼酸溶液或1％乙酸溶液洗涤，再涂上油膏，并包扎好。

眼睛上——抹去溅在眼睛外面的碱，用水冲洗，再用饱和硼酸溶液洗涤后，滴入蓖麻油。

衣服上——先用水洗，然后用10％乙酸溶液洗涤，再用氢氧化铵中和多余的乙酸，后用水冲洗。

（3）溴灼伤

如溴弄到皮肤上时，应立即用水冲洗，涂上甘油，敷上烫伤油膏，将伤处包扎好。如眼睛受到溴的蒸气刺激，暂时不能睁开时，可对着盛有酒精的瓶口注视片刻。

上述各种急救法，仅为暂时减轻疼痛的措施。若伤势较重，在急救之后，应速送医院诊治。

4. 烫伤

轻伤者涂以玉树油或鞣酸油膏，重伤者涂以烫伤油膏后即送医院诊治。

5. 中毒

溅入口中而尚未咽下的毒物应立即吐出来，用大量水冲洗口腔；如已吞下时，应根据毒物的性质服解毒剂，并立即送医院急救。

（1）腐蚀性毒物

对于强酸，先饮大量的水，再服氢氧化铝膏、鸡蛋清；对于强碱，也要先饮大量的水，然后服用醋、酸果汁、鸡蛋清。不论酸或碱中毒都需灌注牛奶，不要吃呕吐剂。

（2）刺激性及神经性中毒

先服牛奶或鸡蛋清使之缓和，再服用硫酸铜溶液（约30g溶于一杯水中）催吐，有时也可以用手指伸入喉部催吐后，立即到医院就诊。

（3）吸入气体中毒

将中毒者移至室外，解开衣领纽扣，吸入大量氯气或溴气者，可用碳酸氢钠溶液漱口。

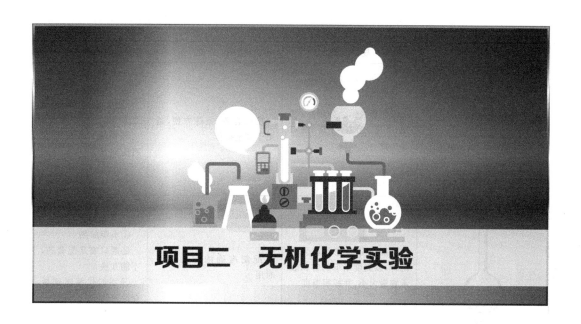

项目二 无机化学实验

实验二　无机化学实验的认识和实践

一、无机化学常见仪器

在表 2-1 中列出无机化学实验常见仪器的简图及其规格、用途和注意事项。

表 2-1　无机化学实验常用仪器

仪　器	规　格	用　途	注意事项
普通试管　离心试管	有硬质和软质之分、有普通试管和离心试管。试管的大小用试管外径与管长的乘积来表示，如 10mm× 100mm、15mm×150mm 等	①少量试剂的反应器，便于操作和选择 ②收集少量气体 ③离心试管还可用于定性分析中的沉淀分离	①硬质试管可直接用火加热，离心试管不可直接加热 ②加热时不能骤冷，否则容易破裂
烧杯	分为硬质、软质,有刻度、无刻度烧杯	用作反应物较多时的反应容器,配制溶液用	①反应液体不超过烧杯容积的2/3 ②加热时放置在石棉网上
烧瓶	以容积表示。分为硬质、软质,有平底、圆底、长径、厚口等种类	用作反应物多,且需长时间加热时的反应器,液体蒸馏、少量气体发生装置	①盛放液体不超过容积的2/3 ②加热时应放在石棉网上

仪 器	规 格	用 途	注意事项
锥形瓶	以容积表示。分硬质、软质,有塞、无塞,广口、细口等几种	反应容器,振荡方便,适用于滴定操作	①盛放液体不能太多 ②加热时应放置在石棉网上
容量瓶	按颜色分为棕色和无色两种,以刻度以下的容积表示容量大小,并标明温度	配制准确浓度的溶液时用	①不能加热 ②磨口塞是配套的,不能互换 ③不能代替试剂瓶存放液体
量筒 量杯	以容积表示。上下口大小相同的叫量筒,上口大、下口小的叫量杯	用于量取一定体积的液体	①不能加热,不能作为反应容器 ②不可量热的溶液或液体
细口瓶 广口瓶	以容积大小表示。有无色、棕色、磨口、非磨口之分	细口瓶盛放液体药品,广口瓶盛放固体药品,不带磨口塞子的广口瓶可作为集气瓶	①不能加热 ②瓶塞不能互换 ③盛放碱液要用橡胶塞
洗瓶	常用的有吹出型和挤压型两种	用于溶液的定量转移以及沉淀的洗涤和转移	不能加热
滴瓶	以容积大小表示。分棕色和无色两种	盛放少量液体试剂或溶液,便于取用	①滴管专用,不能互换 ②滴管不能吸得太满,不能平放、倒置

仪　器	规　格	用　途	注意事项
点滴板	点滴板是带有孔穴(或凹穴)的瓷板或厚玻璃板,有白色和黑色两种	在化学定性分析中做显色或沉淀点滴实验	白色沉淀用黑色板,有色沉淀或者溶液用白色板
称量瓶	以外径×高表示。分扁形和高形两种	准确称取定量固体时用	瓶和塞子是配套的,不能互换
吸滤瓶　布氏漏斗	吸滤瓶以容积表示。布氏漏斗为瓷质,以容积或口径表示	两者配套使用于晶体或沉淀的减压过滤	①不能直接加热 ②滤纸要小于漏斗内径 ③先抽气,后过滤,停止时,先放气,后关泵
试管夹	有木质、竹质及金属丝制品,形状也不同	用于加热时夹持试管	①夹在试管上端(离管口约2cm处) ②要从试管底部套上或取下试管架,不得横向取出 ③加热时手握试管夹长柄
试管架	有木制、铝制或塑料制品,有不同的形状	放试管用	加热后的试管应稍冷后放入试管架上,铝制试管架要防止酸、碱腐蚀
毛刷	以大小和用途表示,如:试管刷、烧杯刷、滴定管刷等	洗刷玻璃仪器	小心刷子顶端的铁丝撞破玻璃仪器
温度计	根据用途和测量精度不同,温度计分为精密温度计和普通温度计	用于测量温度的仪器	①选择适合的测量范围,严禁超量程使用温度计 ②温度计的水银泡部分应完全浸入液体中 ③禁止用温度计代替玻璃棒搅拌液体

仪　器	规　格	用　途	注意事项
研钵	以直径大小表示。有瓷质、玻璃质、玛瑙质和铁质	用于研磨固体物质	①放入量不超过容积的1/3 ②易爆炸物只能轻压,不能研磨
漏斗	以直径大小表示。有玻璃质、瓷质,分长颈、短颈	用于过滤等操作	不能用火直接加热
分液漏斗	以容积大小和形状表示	用于互不相溶的液-液分离或气体发生器装置中加液用	①不能用火直接加热 ②磨口的漏斗塞子不能互换,活塞处不能漏液
表面皿	以直径大小表示	盖在烧杯上防止液体进溅或晾干晶体	不能用火直接加热
蒸发皿	以容积或直径表示,有瓷质、石英质、铂质	用于溶液蒸发、浓缩和结晶	①能耐高温,但不能骤冷 ②可用火直接加热
铁架台	铁制品,夹子也有铝制的,夹口常套橡胶套或塑料	固定或放置反应器,铁圈可以代替漏斗架使用	①加热后的铁圈不能撞击或摔落在地 ②铁夹夹持玻璃仪器时,不宜过紧,以免碎裂
坩埚	以容积表示。有瓷质、石英质、镍质或铂质	灼烧固体时用	灼热的坩埚不要直接放在桌子上
坩埚钳	铜或铁制品,表面常镀铬或镍	夹取坩埚用	①夹取时应预热坩埚钳 ②不要和化学药品接触,以免腐蚀

仪　器	规　格	用　途	注意事项
泥三角	铁丝弯成，套有瓷管。有大小之分	架放坩埚时用	灼烧后小心取下，不要摔落
石棉网	有大小之分，由铁丝编成，中间涂有石棉	垫上石棉网加热，可使物体受热均匀，不致局部过热	不能与水接触，以免石棉脱落或铁丝生锈
水浴锅	铜或铝制品	用于间接加热或控温实验	①经常加水，不能烧干锅 ②用毕应将锅中剩余水倒出并擦干
燃烧匙	铜或铁制品	检验物质可燃性时用	防止锈蚀
三脚架	铁制品，有大小、高低之分	放置较大或较重的反应器	下面灯焰的位置要合适

二、常见仪器的洗涤与干燥

（一）仪器的洗涤

在化学实验中，玻璃仪器的洗涤不仅是一项必须做的实验前的准备工作，也是一项技术性的工作。仪器洗涤是否符合要求，对实验结果的准确和精密度均有影响，严重时甚至导致实验失败。因此实验所用仪器必须是清洁干净的，有些实验还要求仪器必须是干燥的。洗涤仪器的方法很多，应根据实验的要求、污物的性质和沾污程度以及仪器的类型和形状来选择合适的洗涤方法。一般来说，附着在仪器上的污物既有可溶性物质，也有尘土和其他不溶性物质，还有有机物质和油污等。应针对这些情况"对症下药"，选用适当的洗涤剂来洗涤。

洗涤方法可分为以下几种。

1. 一般洗涤

像烧杯、试管、量筒、漏斗等仪器，一般先用自来水洗刷仪器上的灰尘和易溶物。

然后选用合适的毛刷蘸取去污粉、洗衣粉或合成洗涤剂，转动毛刷将仪器内外全部刷洗一遍，再用自来水冲洗至看不见洗涤剂的小颗粒为止，自来水洗涤的仪器，往往还残留着一些 Ca^{2+}、Mg^{2+}、Cl^- 等离子，需再用蒸馏水或去离子水漂洗几次。洗涤仪器时应该逐一清洗，这样可避免同时抓洗多个仪器时碰坏或摔坏仪器。洗涤试管时要注意避免试管刷底部的铁丝将试管捅破。用蒸馏水或去离子水洗涤仪器时应采用"少量多次"法，通常使用洗瓶，挤压洗瓶使其喷出一股细流，均匀地喷射在内壁上并不断地转动仪器，再将水倒掉，如此重复几次即可。这样既提高效率，又可节约用水。

2. 铬酸洗液洗涤

洗液洗涤常用于一些形状特殊、容积精确、不宜用毛刷刷洗的容量仪器。如滴定管、移液管、容量瓶等。

铬酸洗液可按下述方法配制：将 25g 重铬酸钾固体在加热下溶于 50mL 水中，冷却后在搅拌下向溶液中慢慢加入 450mL 浓硫酸（注意安全，切勿将重铬酸钾溶液加到浓硫酸中），冷却后贮存在试剂瓶中备用。铬酸洗液是一种具有强酸性、强腐蚀性和强氧化性的暗红色溶液，对具有强还原性的污物如有机物、油污的去污能力特别强。铬酸洗液可重复使用，故洗液在洗涤仪器后应保留，多次使用后当颜色变绿时（Cr^{6+} 变为 Cr^{3+}），就丧失了去污能力，需再生后才能继续使用。

用洗液洗涤仪器的一般步骤如下：仪器先用自来水洗，并尽量把仪器中残留的水倒净，以免稀释洗液。然后向仪器中加入少许洗液，倾斜仪器并使其慢慢转动，使仪器的内壁全部被洗液润湿，使洗液浸泡仪器一段时间。若用热的洗液洗，则洗涤效果更佳。用完的洗液倒回洗液瓶。用洗液刚浸洗过的仪器应先用少量水冲洗，冲洗废水不要倒入水池和下水道里，否则时间久了会腐蚀水池和下水道，应倒在废液缸中，经处理后排放。仪器用洗液洗过后再用自来水冲洗，最后用蒸馏水或去离子水淋洗 3 次即可。

3. 特殊污垢的洗涤

一些仪器上常有不溶于水的污垢，特别是原来未清洗而长期放置后的仪器。这就需要根据污垢的性质选用合适的试剂，使其经化学溶解而除去，具体方法见表 2-2。

表 2-2 常见污物处理方法

污　　物	处　理　方　法
可溶于水的污物、灰尘等	自来水清洗
不溶于水的污物	肥皂、合成洗涤剂
氧化性污物（如 MnO_2、铁锈等）	浓盐酸、草酸洗液
油污、有机物	碱性洗液（Na_2CO_3、$NaOH$ 等）、有机溶剂、铬酸洗液、碱性高锰酸钾洗涤液
残留的 Na_2SO_4、$NaHSO_3$ 固体	用沸水使其溶解后趁热倒掉
高锰酸钾污垢	酸性草酸溶液
黏附的硫黄	用煮沸的石灰水处理
瓷研钵内的污迹	用少量食盐在研钵内研磨后倒掉，再用水洗
被有机物染色的比色皿	用体积比为 1：2 的盐酸-酒精液处理
银迹、铜迹	硝酸
碘迹	用 KI 溶液浸泡，温热的稀 $NaOH$ 或用 $Na_2S_2O_3$ 溶液处理

除了上述清洗方法外，现在还有先进的超声波清洗器。只要将用过的仪器放在配有合适洗涤剂的溶液中，接通电源，利用声波产生的振动，就可将仪器清洗干净，既省时又方便。

4. 洗净标准

将洗涤过的仪器倒置、控净水，若洗涤干净，器壁上的水应均匀分布不挂水珠，如还挂有水珠，说明未洗净需要重新洗涤，直至符合要求（图 2-1）。用蒸馏水冲洗时，要用顺壁冲洗方法并充分振荡，经蒸馏水冲洗后的仪器，用指示剂检查应为中性。凡洗净的仪器，不要用布或软纸擦干，以免布上或纸上的少量纤维留在容器上反而沾污了仪器。

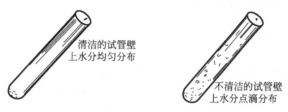

清洁的试管壁上水分均匀分布

不清洁的试管壁上水分点滴分布

图 2-1　试管洁净程度

（二）玻璃仪器的干燥方法

在化学实验中，往往需要用干燥的仪器，因此在仪器洗净后，还应进行干燥。下面介绍几种简单的干燥仪器的方法。

1. 晾干

不急用的仪器，应尽量采用晾干法，在实验前使仪器干燥。可将洗涤干净的仪器先尽量倒净其中的水滴，然后置于安有木钉的架子或带有透气孔的玻璃柜中晾干。

2. 烘干

一般用带鼓风机的电热恒温干燥箱。主要用来干燥玻璃仪器或烘干无腐蚀性、热稳定性比较好的药品，挥发性易燃品或刚用酒精、丙酮淋洗过的仪器切勿放入烘箱内，以免发生爆炸。一般烘干时烘箱温度保持在 $100 \sim 120℃$，鼓风可以加速仪器的干燥。仪器放入前要尽量倒尽其中的水，仪器放入时口应朝上。用坩埚钳把已烘干的仪器取出来，放在石棉板上冷却；注意避免使烘得很热的仪器骤然碰到冷水或冷的金属表面，以免炸裂。厚壁仪器和量筒、吸滤瓶、冷凝管等，不宜在烘箱中烘干。分液漏斗和滴液漏斗，则必须在拔去盖子和旋塞并擦去油脂后，才能放入烘箱烘干。

3. 吹干

吹干就是用热或冷的空气流将玻璃仪器干燥，常用的工具是电吹风机或玻璃仪器气流干燥器。将洗净仪器残留的水分甩尽，将仪器套到气流干燥器的多孔金属管上即可。使用时要注意调节热空气的温度。气流干燥器不宜长时间连续使用，否则易烧坏电机和电热丝。

4. 烤干

可根据不同的仪器选用不同的烤干设备，实验室常用的烤干设备有煤气灯、酒精灯、电炉等。烧杯、蒸发皿可置于石棉网上用小火烤干，烤前应先擦干仪器外壁的水珠。试管烤干时应使试管口向下倾斜，以免水珠倒流炸裂试管。烤干时应先从试管底部开始，慢慢移向管口，不见水珠后再将管口朝上，把水蒸气赶尽。

5. 用有机溶剂干燥

对于急于干燥的仪器或不适于放入烘箱的较大的仪器可采用此法。通常用少量乙醇、丙酮（或最后再用乙醚）倒入已控去水分的仪器中摇洗，然后用电吹风机吹，开始用冷风吹1~2min，当大部分溶剂挥发后吹入热风至完全干燥，再用冷风吹去残余蒸气，不使其又冷凝在容器内。用过的溶剂应倒入回收瓶中。

带有刻度的计量仪器，如移液管、容量瓶、滴定管等不宜用加热的方法干燥，原因是热胀冷缩会影响这些仪器的精密度。

三、干燥器的使用

实验过程中，一些易吸潮的固体、灼烧后的坩埚或需较长时间保持干燥的实验样品等应放在干燥器内，以防止吸收空气中的水分。干燥器由厚质玻璃制成，其磨口盖上涂有一层薄薄的凡士林，起密封作用。干燥器的下部盛有干燥剂（常用变色硅胶或无水氯化钙），中下部放置一个带孔的圆形瓷板，用于承载被干燥的物品。开启（或关闭）干燥器时，应用左手按住干燥器的主体下部，右手握住盖上的圆柄，朝外（或朝内）平推盖子（图2-2）。如果被干燥物温度较高，推合盖子时应留一条很小的缝隙，冷却一段时间再盖严。以防止内部空气受热膨胀把盖子顶起而滑落，或因冷却后的负压使盖子难以推开。应当用同样的操作反复推、关几次以放出热空气。

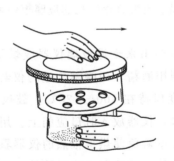
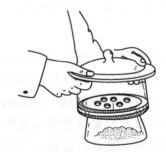

图 2-2　干燥器的使用

使用干燥器时应注意以下几点。

① 干燥器应注意保持清洁，不得存放潮湿的物品。

② 干燥器只在存放或取出物品时打开，物品取出或放入后，应立即盖上。

③ 干燥器盖子打开后，要把它翻过来放在桌子上，不要使涂有凡士林的磨口触及桌面。

④ 放在底部的干燥剂，不能高于底部的1/2处，以防沾污存放的物品。干燥剂失效后，要及时更换。

四、实验室常用加热仪器与加热方法

（一）加热仪器

化学实验中常用的加热仪器有酒精灯、酒精喷灯、煤气灯、电炉、电加热套等。

酒精灯（图2-3）由灯帽、灯芯和灯壶三部分组成，酒精灯的加热温度通常为400～500℃，适用于加热温度不需太高的实验。

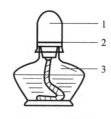

图 2-3 酒精灯

1—灯帽；2—灯芯；3—灯壶

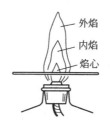

图 2-4 酒精灯的火焰

使用酒精灯时，应先检查灯芯，剪去灯芯烧焦部分，露出灯芯管0.8～1cm为宜。然后添加酒精，加酒精时必须将灯熄灭，待灯冷却后，借助漏斗将酒精注入，酒精加入量为灯壶容积的1/3～2/3，即稍低于灯壶最宽位置（肩膀处）。必须用火柴点燃酒精灯，火焰有三层（图2-4），绝对不能用另一燃着的酒精灯去点燃，以免酒精洒落引起火灾（图2-5）。用后要用灯帽盖灭，不可用嘴吹灭，灯帽盖上片刻后，还应将灯帽再打开一次，以免冷却后帽内产生负压使以后打开困难。

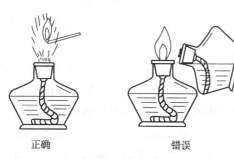

正确　　　　　　　　错误

图 2-5 酒精灯的点燃方法

（二）实验室常用的加热方法

按加热的方式不同，加热可分为直接加热和间接加热。

1. 直接加热

当被加热的液体在较高温度下稳定而不分解，又无着火危险时，可以把盛有液体的容器放在石棉网上用灯直接加热。实验室常用于直接加热的玻璃器皿中，烧杯、烧瓶、蒸发皿、试管等能承受一定的温度，但不能骤冷骤热，因此在加热前必须将器皿外的水擦干，加热后也不能立即与潮湿物体接触。

（1）试管加热

少量液体或固体一般置于试管中加热。用试管加热时，由于温度较高，不能直接用手拿试管加热，应用试管夹夹持试管或将试管用铁夹固定在铁架台上。加热液体时，应控制液体的量不超过试管容积的1/3，用试管夹夹持试管的中上部加热，并使管口稍微向上倾斜（图2-6），管口不要对着自己或别人，以免被暴沸溅出的溶液灼伤，为使液体各部分受热均匀，应先加热液体的中上部，再慢慢往下移动加热底部，并不时地摇动试管，以免由于局部过热，蒸气骤然发生将液体喷出管外，或因受热不均使试管炸裂。加热固体时，试管口应稍微向下倾斜（图2-7），以免凝结在试管口上的水珠回流到灼热的试管底部，使试管破裂。加热固体时也可以将试管用铁夹固定在铁架台上。

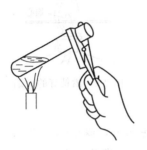
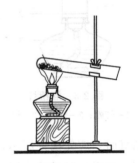

图 2-6　加热试管中液体　　　　　　　图 2-7　加热试管中固体

（2）烧杯、烧瓶、蒸发皿加热

蒸发液体或加热量较大时可选用烧杯、烧瓶或蒸发皿。用烧杯、烧瓶和蒸发皿等这

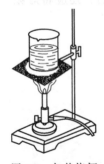

图 2-8　加热烧杯
中的液体

些玻璃器皿加热液体时，不可用明火直接加热，应将器皿放在石棉网上加热（图2-8），否则易因受热不均而破裂。使用烧杯和蒸发皿加热时，为了防止暴沸，在加热过程中要适当加以搅拌。加热时，烧杯中的液体量不应超过烧杯容积的1/2。

蒸发、浓缩与结晶是物质制备实验中常用的操作之一，通过此步操作可将产品从溶液中提取出来。由于蒸发皿具有大的蒸发表面，有利于液体的蒸发，所以蒸发浓缩通常在蒸发皿中进行。蒸发皿中的盛液量不应超过其容积的2/3。加热方式可视被加热物质的性质而定。对热稳定的无机物，可以用灯直接加热（应先均匀预热），一般情况下采用水浴加热。加热时应注意不要使瓷蒸发皿骤冷，以免炸裂。

（3）坩埚加热

高温灼烧或熔融固体使用的仪器是坩埚。灼烧是指将固体物质加热到高温以达到脱水、分解或除去挥发性杂质、烧去有机物等目的的操作。实验室常用的坩埚有：瓷坩埚、氧化铝坩埚、金属坩埚等。至于要选用何种材料的坩埚则视需灼烧物料的性质及需要加热的温度而定。

加热时，将坩埚置于泥三角上，直接用煤气灯灼烧（图2-9）。先用小火将坩埚均匀预热，然后加大火焰灼烧坩埚底部，根据实验要求控制灼烧温度和时间。夹取高温下的坩埚时，必须使用干净的坩埚钳，坩埚钳使用前先在火焰上预热一下，再去夹取。灼热的瓷坩埚及氧化铝坩埚绝对不能与水接触，以免炸裂。坩埚钳使用后应使其尖端朝上（图2-10）放在桌子上，以保证坩埚钳尖端洁净。用煤气灯灼烧可获得700～900℃的高温，若需更高温度可使用马弗炉或电炉。

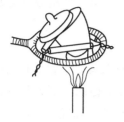

图2-9　灼烧坩埚

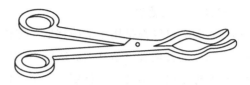

图2-10　坩埚钳的放法

2. 间接加热

当被加热的物体需要受热均匀，而且受热温度又不能超过一定限度时，可根据具体情况，选择特定的热浴进行间接加热。所谓热浴是指先用热源将某些介质加热，介质再将热量传递给被加热物的一种加热方式。它是根据所用的介质来命名的，如用水作为加热介质称为水浴，类似的还有油浴、沙浴等。热浴的优点是加热均匀，升温平稳，并能使被加热物保持较恒定的温度。

（1）水浴

水浴是以水为加热介质的一种间接加热法，水浴加热常在水浴锅中进行。在水浴加热操作中，水浴中水的表面略高于被加热容器内反应物的液面，可获得更好的加热效果。如采用电热恒温水浴锅加热，则可使加热温度恒定。实验室也常用烧杯代替水浴锅，在烧杯上放上蒸发皿，也可作为简易的水浴加热装置，进行蒸发浓缩。如将烧杯、蒸发皿等放在水浴盖上，通过接触水蒸气来加热，这就是蒸气浴。如果要求加热的温度稍高于100℃，可选用无机盐类的饱和水溶液作为热浴液。

（2）油浴

油浴也是一种常用的间接加热方式，所用油多为花生油、豆油、亚麻油、蓖麻油、菜籽油、硅油、甘油和真空泵油等。

（3）沙浴

在铁盘或铁锅中放入均匀的细沙，再将被加热的器皿部分埋入沙中，下面用灯具加热就成了沙浴。

另外，热浴中还有金属浴、盐浴等。

五、基本度量仪器的使用方法

1. 量筒

量筒是用来量取液体试剂体积的量器。量筒的容积分为10mL、50mL、100mL、500mL等规格。使用时，把要量的液体注入量筒中，手拿量筒的上部，让量筒竖直，使量筒内液体凹液面的最低处与眼睛的视线保持水平，然后读出量筒上的刻度，即得液体的体积（图2-11）。

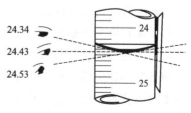

图2-11　量筒的读数

　　在进行某些实验时，如果不需要准确地量取液体试剂，不必每次都用量筒，可以根据在日常操作中所积累的经验来估计液体的体积。如普通试管容积是 20mL，则 4mL 液体占试管总容积的 1/5。又如滴管每滴出 20 滴约为 1mL，可以用计算滴数的方法估计所取试剂的体积。

2. 移液管和吸量管

　　移液管和吸量管都是用于准确移取一定体积液体的容器。移液管是一根细长而中部有一膨大部分的玻璃管（俗称大肚吸管），管颈上部刻有一条环形标线，膨大部分标有它的容积和标定时的温度。在标定温度下，使溶液的弯月面与移液管标线相切，让溶液按一定的方式自然流出，则流出的体积与管上标示的体积相同。吸量管是内径均匀的玻璃管，管上有分刻度。它一般只用于量取小体积的溶液，吸量管的准确度不及移液管。一种吸量管的刻度是一直刻到管口，使用这种吸量管时，必须把所有的溶液放出，体积才符合标示数值；另一种的刻度只刻到距离管口 1～2cm 处，使用时，只需将液体放至液面落到所需刻度即可。

　　使用前，先用洗液洗净内壁：先慢慢吸入少量洗液至移液管中，用食指按住管口，然后将移液管平持，松开食指，转动移液管，使洗涤液与管口以下的内壁充分接触；再将移液管持直，让洗液流出至回收瓶中，加入少量自来水，同样方法洗涤数次，再用蒸馏水冲洗 3 次。移取溶液前，用小滤纸片将管尖端内外的水吸净，然后用少量待吸的溶液润洗内壁 2～3 次，以保证溶液吸取后的浓度不变。

　　(1) 移液管的吸液操作

　　用右手的大拇指和中指拿住移液管标线以上的部位，将移液管下端伸入液面下 1～2cm 深度（不宜太浅，以免下降时吸入空气；也不应太深，以免移液管外壁附有过多的溶液）。左手拿住洗耳球，先把球内空气压出，将洗耳球的尖端对准移液管的上管口，然后慢慢松开左手手指，使液体被吸入管内（吸液时，应注意管尖与液面的位置，应使管尖随液面下降而下伸），当液面升高到标线以上时，移走洗耳球，立即用右手的食指按住管口。左手改拿盛待移液的容器，将其倾斜成约 45°，把移液管提离液面，管的末端靠在容器的内壁上（移液管应立直），微微松开食指，用拇指和中指来回捻动移液管，使管内液面慢慢下降，直至溶液的弯月面与标线相切。立即用食指按紧管口，取出移液管，进行放液操作（图 2-12）。

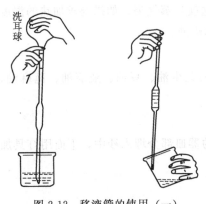

图 2-12　移液管的使用（一）

　　(2) 移液管的放液操作

　　右手垂直地拿住移液管，左手拿盛接溶液的容器并略倾斜，管尖紧靠液面以上容器内壁，使内壁与插入的移液管管尖成 45°左右，放松食指，使溶液自然地沿管壁流出。待液面下降到管尖后，停 15s 左右，取出移液管。不要把残留在尖端的液体吹出，因为在校正移液管容积时，已经略去残留的体积。当使用标有"吹"字的移液管时，则必须把管内的残液吹入接收器内（图 2-13）。但应注意，由于一些管口尖端做得不很圆滑，因而管尖部分不同方位靠着容器内壁时残留在管尖部分的体积稍有差异，为此，可等15s后，将管身左右旋动一下，这样，管尖部分每次存留的体积仍基本相同，不会导致平行测定时的过大误差。

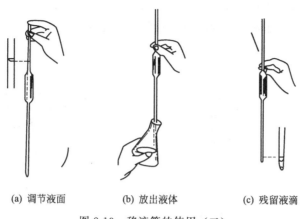

(a) 调节液面　　　　(b) 放出液体　　　　(c) 残留液滴

图 2-13　移液管的使用（二）

吸量管的使用方法与移液管相同，吸量管的刻度与"0"刻度之差为所放出的体积。因此，很少把溶液直接放到吸量管的底部。同一实验中，尽量使用同一吸量管，且尽量使用上部分而不采用末端收缩部分，以减少误差。移液管与吸量管使用后，应洗净放在移液管架上。

3. 容量瓶

容量瓶主要用来配制标准溶液或稀释一定量溶液到一定量体积的器皿，常用于测量容纳液体的体积。它是一种细颈梨形的平底玻璃瓶，带有玻璃塞，其颈上有一标线，在指定温度下，当溶液充满至弯月液面与标线相切时，所容纳的溶液体积等于瓶上所示的体积。

容量瓶使用前，必须检查是否漏水或标线位置距离瓶口是否太近，漏水或标线离瓶口太近（不便混匀溶液）的容量瓶不能使用。

检查是否漏水的方法如下：将自来水加入瓶内至刻度线附近，塞紧磨口塞，用右手手指托住瓶底，左手食指按住塞子，其余手指拿住瓶颈标线以上部分（图2-14），将瓶倒立2min，观察有无漏水现象。如不漏水，再将瓶直立，转动瓶塞180°后倒立2min，如仍不漏水，即可使用。用橡皮筋或细绳将瓶塞系在瓶颈上。

操作方法：如果是用固体物质配制标准溶液或分析试剂时，先将准确称取的物质置于小烧杯中溶解后，再将溶液定量转入容量瓶中。

定量转移方法：右手拿玻璃棒，左手拿烧杯，使烧杯嘴紧靠玻璃棒，而玻璃棒则悬空伸入容量瓶口中，棒的下端靠住瓶颈内壁，慢慢倾斜烧杯，使溶液沿着玻璃棒流下（图2-15），倾完溶液后，将烧杯嘴沿玻璃棒慢慢上移，同时将烧杯直立，然后将玻璃棒放回烧杯中。用洗瓶吹出少量去离子水冲洗玻璃棒和烧杯内壁，依上法将洗出液定量转入容量瓶中，如此吹洗、定量转移5次以上，以确保转移完全。然后加水至容量瓶2/3容积处（如不进行初步混合，而是用水调至刻度，那么当溶液与水在最后摇匀混合时，会发生收缩或膨胀，弯月面不能再落在刻度处），将干的瓶塞塞好，以同一方向旋摇容量瓶，使溶液初步混匀。但此时切不可倒转容量瓶，继续加水至距离刻线1cm处后，等 1～2 min，使附在瓶颈内壁的溶液流下，用滴管滴加水至弯月面下缘与标线相切，塞上瓶塞，以左手食指压住瓶塞，其余手指拿住刻线以上瓶颈部分，右手全部指尖托住瓶底边缘，将瓶倒转，使气泡上升到顶部，摇匀溶液，再将瓶直立，倒转让气泡上升到顶部、摇匀溶液，如此反复 10 余次后，将瓶直立，由于瓶塞部分的溶液未完全混匀，因此打开瓶塞使瓶塞附近溶液流下，重新塞好塞子，再倒转，摇荡 3～5 次，以使溶液完全混匀。

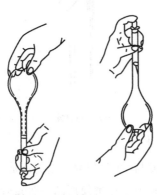

图 2-14　拿容量瓶的方法

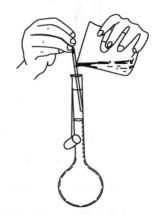

图 2-15　定量转移操作

如果把浓溶液定量稀释，则用移液管吸取一定体积的浓溶液移入瓶中，按上述方法稀释至刻度线，摇匀。

使用容量瓶应注意下列事项：

① 不可将其玻璃磨口塞随便取下放在桌面上，以免沾污或弄错，可用右手的食指和中指夹住瓶塞的扁头部分，当须用两手操作不能用手指夹住瓶塞时，可用橡皮筋或细绳将瓶塞系在瓶颈上。

② 不可用容量瓶长期存放溶液，应转移到试剂瓶中保存，试剂瓶应先用配好的溶液荡洗 2～3 次后，才可盛放配好的溶液。热溶液冷却至室温后，才能定量转移到容量瓶中。容量瓶不可在烘箱中烘烤，也不可在电炉等加热器上加热，如需使用干燥的容量瓶，可用乙醇等有机溶剂荡洗晾干或用电吹风的冷风吹干。

③ 如长期不用容量瓶，应将磨口塞部分擦干，并用小纸片将磨口隔开。

4. 托盘天平

托盘天平是化学实验中不可缺少的称量仪器（图 2-16），常用它称取药品或物品。托盘天平称量的最高准确度为±0.1g。托盘天平使用简便，但精度不高。

（1）称量前的检查

先将游码 6 拨至游码标尺 5 左端"0"处，观察指针 3 摆动情况。如果指针 3 在刻度盘 4 左右摆动的距离几乎相等，即表示托盘天平可以使用；如果指针在刻度盘左右摆动的距离相差很大，则应将平衡调节螺母向里或向外拧动，以调节至指针左右摆动距离大致相等为止，便可使用。

（2）药品称量

① 称量的药品放在左盘，砝码放在右盘。先加大砝码，再加小砝码，加减砝码必

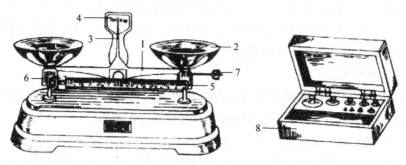

图 2-16 托盘天平构造

1—横梁；2—托盘；3—指针；4—刻度盘；5—游码标尺；6—游码；7—平衡调节螺母；8—砝码盒

须用镊子夹取，最后用游码调节，使指针在刻度盘左右两边摇摆的距离几乎相等为止。

② 记下砝码和游码在游码标尺上的刻度数值（至小数点后第一位），两者相加即为所称物品的质量。

③ 称量药品时，应在左盘放上已知质量的洁净干燥的容器（如表面皿或烧杯等）或称量纸，再将药品加入，然后进行称量。

④ 称量完毕，应把砝码放回砝码盒中，将游码退到刻度"0"处。取下盘上的药品，并将秤盘放在一侧，或用橡皮圈架起，以免摆动。

（3）注意事项

① 托盘天平不能称量热的物质，也不能称过重的物质（其质量不能超过托盘天平的最大称量量）。

② 称量物不能直接放在秤盘上，吸湿或有腐蚀性的药品，必须放在玻璃容器内。

③ 不能用手拿砝码。

④ 托盘天平应保持清洁，不用时用罩盖上。

六、试剂及其取用

1. 化学试剂的规格

化学试剂是纯度较高的化学制品。试剂的规格是以杂质含量的多少来划分的。根据国家标准（GB）及部颁标准，常见的化学试剂通常分成四个等级，其规格及适用范围见表 2-3。

表 2-3 化学试剂的规格及适用范围

等级	名称	英文名称	缩写符号	标签颜色	适用范围
一级品	优级纯（保证试剂）	guaranteed reagent	G. R.	绿色	纯度很高,用于精密度很高的分析和科学研究工作
二级品	分析纯（分析试剂）	analytical reagent	A. R.	红色	纯度略低于一级品,用于一般的科学研究和定量分析工作
三级品	化学纯	chemical pure	C. P.	蓝色	纯度较二级品差,用于一般定性分析和无机、有机化学实验
四级品	实验试剂	laboratorial reagent	L. R.	棕色或其他颜色	纯度较低,但比工业品纯度高,用于要求不高的普通实验

除上述外，还有基准试剂（用于定量分析中标定标准溶液的基准物质，纯度接近一级品）、光谱纯试剂（用于光谱分析中的标准物质）、色谱试剂（用于色谱分析的标准物质）和生化试剂（用于各种生物化学使用）等。

2. 固体试剂的取用

① 要用清洁、干燥的药匙取试剂。药匙的两端为大小两个匙，分别用于取大量固体和取少量固体。用过的药匙必须洗净晾干存放在干净的器皿中。

② 注意不要多取。多取的药品不能倒回原瓶中，可放在指定的容器中。

③ 要求取用一定质量的固体试剂时，应把固体放在称量纸上称量。具有腐蚀性或易潮解的固体必须放在表面皿上或玻璃容器内称量。

④ 往试管（特别是湿试管）中加入粉末状固体试剂时，可用药匙或将取出的药品放在纸槽上，伸进平放的试管中约 2/3 处，然后直立试管，使药剂放下去（图 2-17 和图 2-18）。

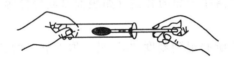

图 2-17　用药匙取固体药品

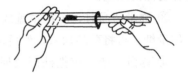

图 2-18　用纸槽取固体药品

⑤ 加入固体时，应将试管倾斜，使其沿管壁慢慢滑下，不得垂直悬空投入，以免击破管壁（图 2-19）。

⑥ 固体的颗粒较大时，可在洁净而干燥的研钵中研碎，然后取用（图 2-20）。

⑦ 有毒的药品要在教师指导下取用。

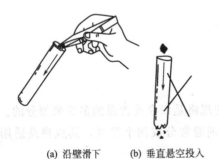

(a) 沿壁滑下　　(b) 垂直悬空投入

图 2-19　正确和错误操作

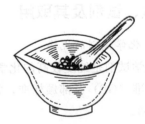

图 2-20　块状药品研磨

3. 液体试剂的取用

① 从试剂瓶取用液体试剂时，用倾注法。先将瓶塞放在桌面上，把试剂瓶上贴标签的一面握在手心中，逐渐倾斜瓶子，让试剂沿着洁净的试管壁流入试管或沿着洁净的玻璃棒注入烧杯中（图 2-21）。

取出所需量后，应将试剂瓶口在容器上靠一下，再逐渐竖起瓶子，以免遗留在瓶口

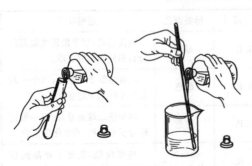

图 2-21　倾注法

的液滴流到瓶的外壁（图2-22）。

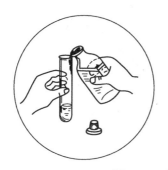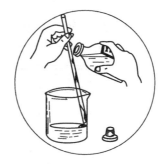

图 2-22　液体药品取用和稀释

悬空而倒和瓶塞底部与桌面接触都是错误的（图2-23）。

② 从滴瓶中取用少量试剂时，应提起滴管，使管口离开液面。用手指紧捏滴管上部的橡胶头，以赶出滴管中的空气，然后把滴管伸入试剂瓶中，放松手指，吸入试剂。再提起滴管，垂直地放在试管口或烧杯的上方将试剂逐滴滴入。滴加试剂时，滴管要垂直，以保证滴加体积的准确（图2-24）。

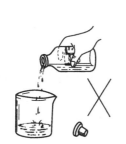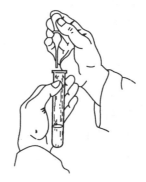

图 2-23　悬空而倒、塞底沾桌　　　　图 2-24　胶头滴管取少量试剂

使用滴瓶时，必须注意下列各点：

a. 滴加试剂时绝对禁止将滴管伸入试管中［图2-25(a)］。

b. 滴瓶上的滴管只能专用，不能弄错。因此，使用后，应立刻将滴管插回原来的滴瓶中，不得乱放，以免沾污［图2-25(b)］。

c. 滴管从滴瓶中取出试剂后，应保持橡胶头在上，不能平放或斜放，以防滴管中的试液流入腐蚀橡胶头，沾污试剂［图2-25(c)］。

d. 滴加完毕后，应将滴管中剩余的试剂挤入滴瓶中，不能捏着橡胶头将滴管放回滴瓶，以免滴管中充有试剂［图2-25(d)］。

七、试管操作

试管是用作少量试剂的反应容器，便于操作和观察实验现象，因而是化学实验中用得最多的仪器。特别是在学习元素化学时，由于试管实验具有简单、快速、用量少、现象明显等特点，因而是掌握物质性质和反应必不可少的实验。所以，有关试管实验的操

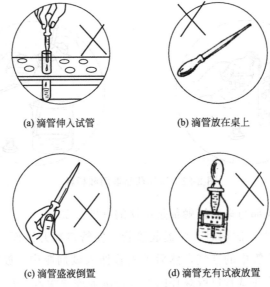

(a) 滴管伸入试管   (b) 滴管放在桌上

(c) 滴管盛液倒置   (d) 滴管充有试液放置

图 2-25 胶头滴管错误操作

作必须熟练掌握，操作自如。

1. **试管的振荡和搅拌**

① 为使试管中的反应物（尤其都是液体或溶液时）接触充分、混合均匀，以便充分反应，常需将试管振荡。可用拇指和中指或食指拿住试管的中上部，试管略微倾斜，手腕用力左右振荡或用中指轻轻敲打试管，这样试管中的液体就不会振荡出来。

如用五个指头握住试管，则不便于振荡；如将试管上下振荡或用力甩动，则极易将试管中的反应试液振荡出来；如用手指堵住管口上下摇动，则手指不仅会沾上反应试液，而且反应试液也会受沾污。这些都是错误的操作（图 2-26）。

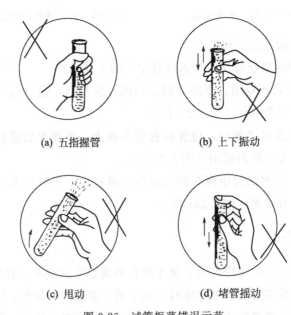

(a) 五指握管   (b) 上下振动

(c) 甩动   (d) 堵管摇动

图 2-26 试管振荡错误示范

② 为了加快试管反应的速度，尤其对于液固反应或有沉淀生成的反应，常需搅拌试管中反应的物质。一手持试管，一手持玻璃棒插入反应试液中，并用微力旋转，不要碰试管内壁，使反应试液搅动。要注意，手持玻璃棒的部位不要太高，也不要上下来回搅动，更不要用力过猛，否则，容易将试管击破。

2. 试管中液体的加热

试管中的液体一般可直接在火焰上加热。试管中所盛液体量不能超过试管高度的 1/3。加热时，应用试管夹夹住试管的中上部（一般离管口 1/4 处）。试管应稍微倾斜，且管口向上，管口不能对着别人或自己。加热时还要使液体各部分受热均匀，可先加热液体的中上部，再慢慢往下移动加热下部，并不时地移动或振荡（图 2-27）。

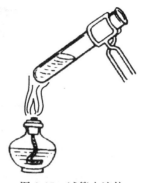

图 2-27　试管中液体加热操作

在火焰上加热试管中的液体时，应注意以下几点：

① 不要用手直接拿试管加热（即使短暂加热也不能用手拿），否则，常会因烫手而使试管脱落摔碎 [图 2-28(a)]。

② 注意试管夹夹持部位不要离管口太远，试管不要直立，否则，加热时离火焰太近，会烧坏试管夹或烤痛手指 [图 2-28(b)]。

③ 不要将试管口对着别人或自己，以免液体溅出时把人烫伤。特别是盛有强腐蚀性的浓酸、浓碱或其他试液时，更要注意这点 [图 2-28(c)]。

④ 加热时，不要集中加热某部分，否则会使液体局部受热骤然产生蒸气，将液体冲出管外 [图 2-28(d)]。

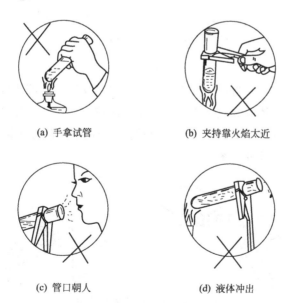

(a) 手拿试管　　　　　　(b) 夹持靠火焰太近

(c) 管口朝人　　　　　　(d) 液体冲出

图 2-28　试管中液体加热错误操作

3. 试管中固体的加热

加热试管中的固体时，所盛固体药物不得超过试管容积的 1/3，块状或粒状固体一般应先研细，并要将所盛固体药物在管内铺平。加热时试管口必须稍微向下倾斜，先来回将整个试管预热，然后用氧化焰集中加热。一般随着反应进行，灯焰从固体药物的前部慢慢往后部移动。试管可用试管夹夹持加热，也可用铁夹固定在铁架台上加热（图 2-29）。

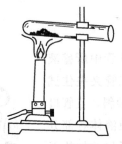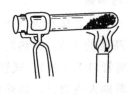

图 2-29　加热试管中的固体

如果将药物堆集于试管底部，则加热时外层药物容易形成硬壳而阻止内部药物反应。如果又生成气体，则气体容易将固体药物冲出管外；如果加热时管口向上，常因凝结在试管上的水珠流到灼热的部位而使试管炸毁（图 2-30）。

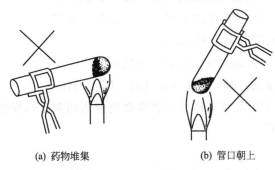

(a) 药物堆集　　　　　　　(b) 管口朝上

图 2-30　加热试管中固体的错误操作

4. 试管中液体的倾倒

进行试管实验，有时要将部分反应液取出，或将反应后的液体分做几次实验，这就需将试管中的一部分液体倾倒在试管或烧杯中。倾倒时，试管口与试管口（或烧杯）要对齐，让液体沿管壁（或烧杯壁）流下。停倒时，应将上面的试管往上提一下，并直立，以免管口液体流出壁外（图 2-31）。

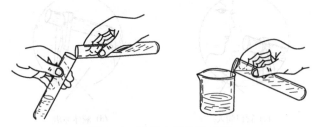

图 2-31　试管中液体的倾倒

八、蒸发（浓缩）、结晶

1. 蒸发（浓缩）

蒸发（浓缩）视溶质的性质可分别采用直接加热或水浴加热的方法进行。对于固态时带有结晶水或低温受热易分解的物质，由它们形成的溶液的蒸发（浓缩），一般只能在水浴上进行。常用的蒸发容器是蒸发皿。蒸发皿内所盛液体的量不应超过其容积的2/3。随着水分的蒸发，溶液逐渐被浓缩，浓缩的程度取决于溶质溶解度的大小及对晶粒大小的要求，一般浓缩到表面出现晶体膜，冷却后即可结晶出大部分溶质。

2. 重结晶

重结晶是使不纯物质通过重新结晶而获得纯化的过程，它是提纯固体的重要方法之一。把待提纯物质溶解在适当的溶剂中，滤去不溶物后进行蒸发（浓缩），浓缩到一定浓度的溶液，经冷却后会析出溶质的晶体。

九、沉淀的分离

溶液与沉淀的分离方法有三种：倾析法、过滤法、离心分离法。

1. 倾析法

当沉淀物的密度较大或结晶的颗粒较大，静置后能沉降至容器底部时，可以利用倾析法将沉淀与溶液进行快速分离。有时为了充分洗涤沉淀，也可采用倾泻法来洗涤沉淀。这种方法的优点在于：沉淀与洗涤液能充分地混合，杂质容易洗净；沉淀留在烧杯中，倾出上层清液，速度较快。

操作方法如下。

（1）倾析法分离沉淀

先静置，不要搅动沉淀，使沉淀沉降。待沉淀完全沉降后，将沉淀上面的清液小心地沿玻璃棒倾出，而让沉淀留在烧杯内进行分离。

（2）倾析法洗涤沉淀

将少量蒸馏水注入盛有沉淀的烧杯内，用玻璃棒充分搅拌，静置，待沉淀沉降后，将清液沿玻璃棒倾出，让沉淀留在烧杯内。再用蒸馏水进行洗涤。这样重复3～4次，即可将沉淀洗净（图 2-32）。

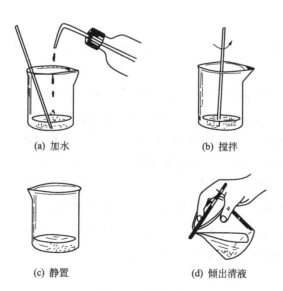

(a) 加水　　　　　　　　　(b) 搅拌

(c) 静置　　　　　　　　　(d) 倾出清液

图 2-32　倾析法

2. 过滤法

常用的过滤方法有常压过滤（普通过滤）、减压过滤（抽气过滤）和热过滤三种。

(1) 常压过滤

此法最为简单、常用。使用玻璃漏斗和滤纸进行。

① 滤纸的折叠、剪裁与安放。过滤获取滤液时，应先按需要过滤溶液的数量选择大小适当的漏斗。然后由漏斗的大小确定选用滤纸的大小。应取边长比漏斗边小 1～2cm 的正方形滤纸。将正方形滤纸对折两次，然后用剪刀剪成扇形。如有半径比漏斗边高小 0.5～1cm 的圆形滤纸，则将圆形滤纸对折两次即可。滤纸剪裁好后，展开即呈一圆锥体，一边为三层，另一边为一层，将其放入玻璃漏斗中。滤纸放入漏斗后，其边沿应略低于漏斗的边沿。若滤纸边沿超出漏斗的边沿是不能使用的。

规格标准的漏斗其斗角应为 60°，滤纸可以完全贴在漏斗壁上。如漏斗规格不标准（非 60°角），滤纸和漏斗将不密合，这时需要重新折叠滤纸，把它折成一个适当的角度，使滤纸与漏斗密合（图 2-33）。

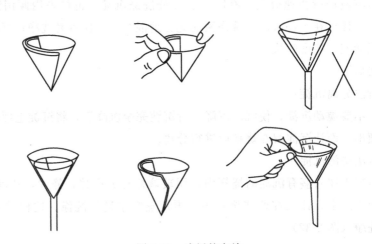

图 2-33　滤纸的安放

然后撕去折好滤纸外层折角的一个小角，用食指把滤纸按在漏斗内壁上，用水湿润滤纸，并使它紧贴在漏斗壁上，赶去滤纸和漏斗壁之间的气泡。这样处理，过滤时，漏斗颈内可充满滤液，利用液柱下坠力曳引漏斗内液体下漏，使过滤大为加速。否则，存在的气泡将延缓液体在漏斗颈内下流而减缓过滤速度。

对于较大量的待过滤液，需要快速过滤时，也可用折叠滤纸来装置过滤器。

② 过滤操作。常压过滤时，先将覆好滤纸的漏斗放在漏斗架上，把容积大于全部滤液体积 2 倍的清洁烧杯放在漏斗下面，并使漏斗管末端与烧杯壁接触。这样，滤液可顺着杯壁下流，不致溅失。将溶液和沉淀沿着玻璃棒靠近三层滤纸一边缓缓倒入漏斗中。液面不得超过滤纸边缘下 0.5cm。溶液滤完后，用少量蒸馏水洗涤原烧杯壁和玻璃棒，再将此溶液倒入漏斗中。待洗涤液滤完后，再用少量蒸馏水冲洗滤纸和沉淀（图 2-34）。

如果溶液中的溶质在温度稍下降时，易大量结晶析出，为防止它在过滤过程中留在

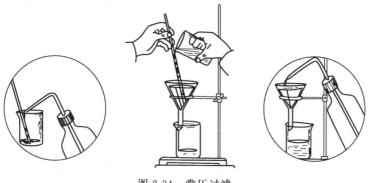

图 2-34　常压过滤

滤纸上，则应采用热滤漏斗进行过滤。

③ 注意事项。

a. 漏斗必须放在漏斗架上（或铁架台上合适的圆环上），不得用手拿着［图 2-35(a)］。

b. 漏斗下要放清洁的接收器（通常是烧杯），而且漏斗管末端要靠在下面接收器的壁上，不得离开器壁［图 2-35(b)］。

c. 过滤时，必须细心地沿着玻璃棒倾注待过滤溶液，不得直接往漏斗中倒入［图 2-35(c)］。

d. 引流的玻璃棒下端应靠近三层滤纸一边，而不应靠近一层滤纸一边。以免滤纸破损，达不到过滤目的［图 2-35(d)］。

e. 每次倾入漏斗中的待过滤溶液不能超过漏斗中滤纸高度的 2/3［图 2-35(e)］。

f. 过滤完毕，不要忘记用少量蒸馏水冲洗玻璃棒和盛待过滤溶液的烧杯，最后用少量蒸馏水冲洗滤纸和沉淀。

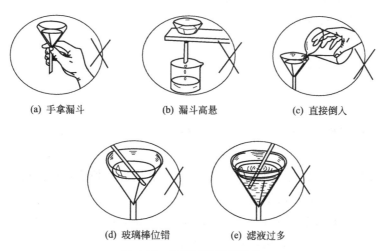

图 2-35　常压过滤错误操作

（2）减压过滤（抽气过滤）

减压过滤在过滤和洗涤上相较于普通过滤速度快，液体和固体分离得较完全，滤出的固体容易干燥。减压过滤通常使用瓷质的布氏漏斗，漏斗配以橡胶塞，装在玻璃质吸滤瓶上。吸滤瓶的支管则用橡胶管与抽气装置连接（图 2-36）。若用水泵，吸滤瓶与水泵之间宜连接一个缓冲瓶；若用油泵，吸滤瓶与油泵之间应连接吸收水汽的干燥装置和缓冲瓶。滤纸应剪成比漏斗内径略小，但能完全盖住所有瓷孔的圆形。

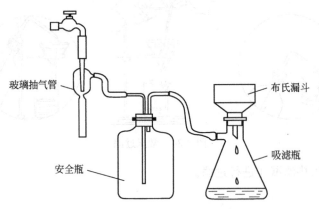

图 2-36　布氏漏斗的抽气装置

过滤时，先用溶剂把平铺在瓷板上的滤纸润湿。然后开动水泵或油泵，使滤纸紧贴在瓷板上。小心地把要过滤的混合物倒入漏斗中，使固体均匀地分布在整个滤纸面上，一直抽到几乎没有液体滤出为止。

为了尽量把液体除净，可用玻璃瓶塞压挤过滤的固体——滤饼。

在漏斗上洗涤滤饼的方法：把滤饼尽量地抽干、压干。缓慢断开缓冲瓶或吸滤瓶处的橡胶管，使吸滤瓶中恢复常压，把少量溶剂均匀地洒在滤饼上，使溶剂恰能盖住滤饼。静置片刻，使溶剂渗透滤饼，待有液滴从漏斗下端滴下时，重新抽气，再把滤饼尽量抽干、压干。这样反复几次，就可以把滤饼洗净。在停止抽气时，先断开缓冲瓶或吸滤瓶处的橡胶管，后关闭抽气泵。

减压过滤操作步骤及注意事项：

① 按图 2-36 装好仪器后，把滤纸平放入布氏漏斗内，滤纸应略小于漏斗的内径又能把全部瓷孔盖住。用少量蒸馏水润湿滤纸后，慢慢打开水龙头，抽气，使滤纸紧贴在漏斗瓷板上。

② 用倾析法先转移溶液，溶液量不得超过漏斗容积的 2/3。待溶液快流尽时再转移沉淀至滤纸的中间部分。洗涤沉淀时，应关小水龙头，使洗涤剂缓缓通过沉淀，这样容易洗净。

③ 抽滤完毕或中间需停止抽滤时，应特别注意需先拔掉连接抽滤瓶和抽气管的橡胶管，然后关闭水龙头，以防倒吸。

④ 用手指或玻璃棒轻轻揭起滤纸边缘，取出滤纸和沉淀。滤液从吸滤瓶上口倒出。瓶的支管口只作连接调压装置用，不可从中倒出溶液。

⑤ 强酸性或强碱性溶液过滤时，应在布氏漏斗的瓷板上铺玻璃布或涤纶布来代替滤纸。

3. 离心分离法

当被分离的沉淀量很少时，应采用离心分离法，其操作简单而迅速。离心机如图 2-37 所示。操作时，把盛有混合物的离心管（或小试管）放入离心机的套管内，在该套管的相对位置上放一同样大小的试管，内装与混合物等体积的水，以保持转动平衡。然后使离心机由低向高逐渐加速，1～2min 后，关闭开关，使离心机自然停下。注意启动离心机和加速都不能太快，也不能用外力强制停止，否则会使离心机损坏而且易发生危险。

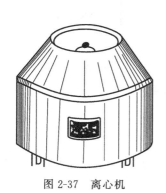

图 2-37 离心机

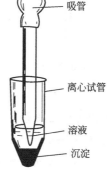

吸管

离心试管

溶液

沉淀

图 2-38 用吸管吸出上层清液

一般来讲，结晶沉淀，在 1000r/min 离心 1～2min 即可；对于无定形沉淀的离心分离操作，在离心沉降后，用吸管把清液和沉淀分开。先用手指捏紧吸管上的橡胶头，排除空气，然后将吸管轻轻插入清液，不可接触沉淀，也不能再捏橡胶头（图 2-38），慢慢放松橡胶头，溶液慢慢进入管中，慢慢拿出吸管，将溶液转移至另一干净干燥的试管中，反复移取，直至溶液全部转移出去。

沉淀的洗涤：如果要将沉淀溶解后再作鉴定，必须在溶解前，将沉淀洗涤干净。常用的洗涤剂是蒸馏水。加洗涤剂后，用搅拌棒充分搅拌，离心分离，清液用吸管吸出。必要时可重复洗几次。

十、试纸的使用方法

① 用石蕊试纸测试溶液的酸碱性时，先将石蕊试纸剪成小条，放在干燥清洁的表面皿上，再用玻璃棒蘸取要测试的溶液，滴在试纸上，然后观察石蕊试纸的颜色，切不可将试纸投入溶液中测试。

② 用 pH 试纸测试溶液 pH 值的方法与石蕊试纸相同，但最后需将 pH 试纸所显示的颜色与标准颜色比较，方可测得溶液的 pH 值。

③ 用石蕊试纸、乙酸铅试纸与碘化钾淀粉试纸测试挥发性物质的性质时，将一小块试纸润湿后粘在玻璃棒的一端，然后用此玻璃棒将试纸放到试管口，如有待测气体逸出则变色。

十一、洗瓶的装配与使用

洗瓶在化学实验中常用于将洗净的仪器用蒸馏水涮洗或洗涤沉淀，它用水量少而且效果好。有时洗瓶也作为少量蒸馏水的贮存容器。按要求弯管、配塞、打孔装配好洗瓶（图 2-39）。

洗瓶装配好后，将导管、瓶洗净并都用少量蒸馏水涮洗 3 次，才能盛放蒸馏水，所

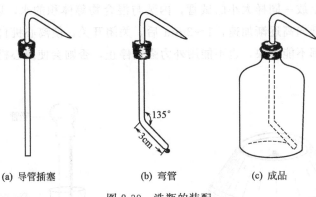

(a) 导管插塞   (b) 弯管   (c) 成品

图 2-39　洗瓶的装配

盛蒸馏水量一般以充满 2/3 瓶为合适。

1. 涮洗仪器和洗涤沉淀

塑料洗瓶只要用手捏挤，水就可喷出，可沿器壁挤水涮洗仪器和洗涤沉淀。

2. 洗瓶倒水操作

从塑料洗瓶取少量水时，用手挤出即可；如需取较多的水，可拔开带导管的塞子，将水倒出。倒水时，应将带导管的塞子拿在手中，以免沾污。

十二、酸度计（pHS-25）的使用

1. 外部结构

pHS-25 酸度计结构如图 2-40 所示。

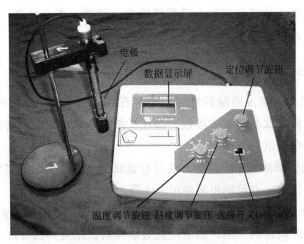

图 2-40　pHS-25 酸度计结构

2. 操作步骤

① 开机：按下电源开关，电源接通后，预热 10min。

② 仪器选择开关置于"pH"挡或"mV"挡。

③ 标定：仪器使用前先要标定。一般来说，如果仪器连续使用，只需最初标定一次。具体操作分两种。

a. 一点校正法——用于分析精度要求不高的情况。

ⓐ 仪器插上电极，选择开关置于"pH"挡。

ⓑ 仪器斜度调节旋钮在 100% 位置（即顺时针旋到底的位置）。

ⓒ 选择一种最接近样品 pH 的缓冲溶液（pH＝7），并把电极放入这一缓冲溶液中，调节温度调节旋钮，使所指示的温度与溶液的温度相同，并摇动试杯，使溶液均匀。

ⓓ 待读数稳定后，该读数应为缓冲溶液的 pH 值，否则调节定位调节旋钮。

ⓔ 清洗电极，并吸干电极球泡表面的余水。

b. 两点校正法——用于分析精度要求较高的情况。

ⓐ 仪器插上电极，选择开关置于"pH"挡，仪器斜度调节旋钮调节在 100% 位置。

ⓑ 选择两种缓冲溶液（即被测溶液的 pH 值在该两种之间或接近的情况，如 pH＝4 和 pH＝7）。

ⓒ 把电极放入第一缓冲溶液（pH＝7），调节温度调节旋钮，使所指示的温度与溶液相同。

ⓓ 待读数稳定后，该读数应为缓冲溶液的 pH 值，否则调节定位调节旋钮。

ⓔ 把电极放入第二种缓冲溶液（如 pH＝4），摇动试杯使溶液均匀。

ⓕ 待读数稳定后，该读数应为缓冲溶液的 pH 值，否则调节定位调节旋钮。

ⓖ 清洗电极，并吸干电极球泡表面的余水。

④ 测量仪器标定后即可用来测量被测溶液。

a. 定位调节旋钮及斜度调节旋钮不应变动。

b. 将电极夹向上移出，用蒸馏水清洗电极头部，并用滤纸吸干。

c. 把电极插在被测溶液内，摇动试杯使溶液均匀，读数稳定后，读出该溶液的 pH 值。

实验三　基本操作

一、实验目的

① 熟悉托盘天平的正确使用方法。
② 掌握固体药品的称量、溶解、溶液的配制。
③ 学习移液管、容量瓶的正确使用。
④ 学习沉淀的分离、洗涤的正确操作。
⑤ 掌握减压过滤的原理和正确操作。

二、实验原理

课前预习化学实验的基本操作说明。

三、仪器与试剂

仪器：循环水式真空泵、托盘天平、玻璃管、定性滤纸、烧杯（100mL、200mL）、量筒（5mL、50mL）、容量瓶（100mL）、移液管（10mL）。

试剂：药用硼砂、$CaCl_2$、NaCl、20％稀硫酸、95％酒精。

四、实验步骤

1. 称量练习

在称量纸上称量3～4g（称准到0.1g）药用硼砂，放入100mL烧杯中，重复3次。

2. 用固体试剂配制溶液

配制9g/L生理盐水100mL：计算需称取NaCl的质量，称量后放入100mL小烧杯中，用量筒量取30mL蒸馏水于烧杯中，搅拌使晶体溶解后，转移至100mL容量瓶中，用少量蒸馏水洗涤烧杯、玻璃棒2～3次，洗涤液也加入容量瓶中，最后用蒸馏水加至容量瓶刻度，混合均匀。

3. 用液体试剂配制溶液

用10mL移液管正确移取95％酒精10mL，放入100mL容量瓶中，按容量瓶的正确使用方法，加蒸馏水至刻度，混合均匀。

4. 沉淀的制备

用托盘天平称量3～4g（称准到0.1g）$CaCl_2$，放入100mL烧杯中，加45mL蒸馏水，搅拌，配成$CaCl_2$水溶液。取20％稀硫酸溶液20mL和$CaCl_2$溶液混合均匀，制得$CaSO_4$沉淀。

5. 减压过滤

为了加速大量溶液与沉淀的混合物分离，常用布氏漏斗抽气过滤的方法。这种抽气过滤的原理是利用循环水式真空泵把吸滤瓶中的空气抽出，造成部分真空，而使过滤的速度大大加快。安全瓶的作用是防止水泵中的水倒回流入吸滤瓶。

在进行过滤前，先将定性滤纸剪成直径略小于布氏漏斗内径（1～2mm）的圆形，平铺在布氏漏斗带孔的瓷板上。再从洗瓶中挤出少许去离子水湿润滤纸，开启循环水式真空泵，使定性滤纸紧贴在漏斗的瓷板上，然后将要过滤的混合物慢慢地沿玻璃棒倾入布氏漏斗中，进行抽滤。

注意：在抽气过滤过程中，必须注意整个装置的气密性。

过滤完毕，先将吸滤瓶和安全瓶拆开，再关闭循环水式真空泵的开关（切勿先关循环水式真空泵，致使水倒流回安全瓶甚至吸滤瓶中）。然后将布氏漏斗从吸滤瓶上拿下，用玻璃棒或药匙将沉淀移入容器内。用前面实验中制得的大量沉淀，练习减压过滤操作。

五、思考题

总结各步实验中的注意事项。

实验四 乙酸电离度和电离平衡常数的测定

一、实验目的

① 掌握 pH 值法测定弱酸电离平衡常数的原理和方法。

② 学会使用酸度计。

二、实验原理

乙酸在水溶液中存在下列电离平衡：

$$HAc \rightleftharpoons H^+ + Ac^-$$

其平衡电离常数的表达式为：

$$K^\ominus(HAc) = \frac{c(H^+)c(Ac^-)}{c(HAc)} \tag{2-1}$$

设乙酸的起始浓度为 c，平衡时 $c(H^+) = c(Ac^-) = x$，代入式(2-1)，可得到：

$$K^\ominus(HAc) = \frac{x^2}{c-x} \tag{2-2}$$

在一定温度下，用酸度计测定一系列已知浓度的乙酸的 pH 值，根据 $pH = -\lg c(H^+)$，换算出 $c(H^+)$，代入式(2-2)中，可求得一系列对应的 $K^\ominus(HAc)$ 值，取其平均值，即为该温度下乙酸的电离常数。

三、仪器与试剂

仪器：pHS-25 型酸度计、复合电极；烧杯（50mL）4 个、量筒（50mL）。

试剂：0.1mol/L HAc（已标定）。

四、实验步骤

1. 配制不同浓度的乙酸溶液

用 50mL 量筒量取已标定的 HAc 溶液 25.0mL、10.0mL、5.0mL 分别倒入三个干燥的 50mL 小烧杯中，分别加入 25.0mL、40.0mL、45.0mL 蒸馏水，摇匀，求出上述三种 HAc 溶液的浓度，编号为 2～4，已标定的 HAc 溶液编为 1 号。

2. 乙酸溶液 pH 值的测定

将上述 1～4 号烧杯由稀到浓，分别用 pHS-25 型酸度计测定它们的 pH 值（pHS-25 型酸度计使用方法见实验二），记录各份溶液的 pH 值及实验时的温度。计算各溶液中乙酸的电离常数。

3. 数据处理

计算表 2-4 中各项的值，计算出实验室温度时，HAc 的电离常数，求算相对误差并分析产生的原因。

表 2-4　实验数据处理表

测定时溶液的温度：　℃　　标准溶液的浓度：　mol/L								
烧杯编号	V_{HAc} /mL	V_{H_2O} /mL	配制 HAc 溶液的浓度 /(mol/L)	测得的 pH 值	$c(H^+)$ /(mol/L)	$\alpha(HAc)$	$K_i^{\ominus}(HAc)$
1	50.0	0.0					
2	25.0	25.0					
3	10.0	40.0					
4	5.0	45.0					

$K(HAc)$ 实验结果：实验温度时，乙酸的平衡电离常数为

$$K^{\ominus}(HAc) = [K_1^{\ominus}(HAc) + K_2^{\ominus}(HAc) + K_3^{\ominus}(HAc) + K_4^{\ominus}(HAc) + K_5^{\ominus}(HAc)] \div 5$$

误差分析：求算相对误差，并分析误差产生的原因 ［文献值：25℃时 $K^{\ominus}(HAc) =$ 1.75×10^{-5}］。

五、思考题

① 本实验测定 HAc 平衡电离常数的原理是什么？

② 若改变所测 HAc 溶液的浓度或温度，对平衡电离常数有无影响？

③ 怎样配制不同浓度的 HAc 溶液？如何计算？

④ 弱电解质的电离度与溶液的 $c(H^+)$ 和溶液浓度之间的关系如何？如何知道 pH 计已校正好？

实验五　氧化还原反应

一、实验目的

① 了解原电池装置和反应，并学会粗略测量原电池电动势的方法。

② 考察浓度对电极电位的影响。

③ 掌握电极电位与氧化还原反应的关系，进一步熟悉溶液浓度、酸度对氧化还原反应的影响。

二、实验原理

金属间的置换反应伴随着电子的转移，利用这类反应可组装原电池，如标准铜锌原电池。

$$(-)Zn|ZnSO_4(1mol/L)\|CuSO_4(1mol/L)|Cu(+)$$

在原电池中，化学能转变为电能，产生电流，由于电池本身有内电阻，用毫伏计所测的电压，只是电池电动势的一部分（即外电路的电压降）。可用 pHS-25 型酸度计粗略地测量其电动势。

当氧化剂和还原剂所对应的电对的电极电位相差较大时，通常可以直接用标准电极电位 $E^{\ominus}$ 来判断，作为氧化剂电对对应的电极电位与作为还原剂电对对应的电极电位数值之差大于零，则氧化还原反应就自发进行，也就是 $E^{\ominus}$ 值大的氧化态物质可以氧化 $E^{\ominus}$ 值小的还原态物质，或 $E^{\ominus}$ 值小的还原态物质可以还原 $E^{\ominus}$ 值大的氧化态物质。

若两者的标准电极电位代数值相差不大时，必须考虑浓度对电极电位的影响。具体方法是利用 Nernst 方程式：

$$E=E^{\ominus}+\frac{0.059}{n}\lg\frac{c(氧化态)}{c(还原态)}$$

计算出不同浓度的电极电位值来说明氧化还原反应的情况。

若有 H^+ 或 OH^- 参加氧化还原反应，还必须考虑 pH 值（酸度）对电极电位和氧化还原反应的影响。

三、仪器与试剂

仪器：pHS-25 型酸度计、普通试管、离心试管、量筒（5mL）、烧杯（50mL）。

酸：H_2SO_4（3.0mol/L）、$H_2C_2O_4$（0.1mol/L）、HAc（1.0mol/L）。

碱：NaOH（2.0mol/L、6.0mol/L）。

盐：KSCN（0.1mol/L）、$Pb(NO_3)_2$（0.1mol/L、0.5mol/L）、Na_2SO_3（0.1mol/L）、$KMnO_4$（0.01mol/L）、$FeSO_4$（0.1mol/L）、$CuSO_4$（1.0mol/L、0.1mol/L）、KBr（0.1mol/L）、KI（0.1mol/L）、KIO_3（0.1mol/L）、$SnCl_2$（0.1mol/L）、Na_2S（0.1mol/L）、$ZnSO_4$（1.0mol/L、0.1mol/L）、$FeCl_3$（0.1mol/L）。

其他：CCl_4、I_2 水、Br_2 水、Na_2SiO_3（$d=1.06$）、H_2O_2（3%）、蓝石蕊试纸、

盐桥、Cu 电极、Zn 电极、温度计。

四、实验步骤

1. 电极电位与氧化还原反应的关系

① 在试管中加入 0.1mol/L KI 溶液 0.5mL 和 0.1mol/L $FeCl_3$ 溶液 2～3 滴，观察现象。再加入 0.5mL CCl_4，充分振荡后观察 CCl_4 层的颜色。写出离子反应方程式。

② 用 0.1mol/L KBr 溶液代替 0.1mol/L KI 溶液，进行同样的实验，观察现象。根据①、②实验结果，定性比较 Br_2/Br^-、I_2/I^-、Fe^{3+}/Fe^{2+} 三个电对电极电位的大小，并指出哪个电对的氧化型物质是最强的氧化剂，哪个电对的还原型物质是最强的还原剂。

③ 在两支试管中分别加入 I_2 水和 Br_2 水各 0.5mL，再加入 0.1mol/L $FeSO_4$ 溶液少许及 0.5mL CCl_4，摇匀后观察现象。写出有关反应的离子方程式。

根据①、②、③实验结果，说明电极电位与氧化还原反应方向的关系。

④ 在试管中加入 0.1mol/L $FeCl_3$ 溶液 4 滴和 0.01mol/L $KMnO_4$ 溶液 2 滴，摇匀后往试管中逐滴加入 0.1mol/L $SnCl_2$ 溶液，并不断摇动试管。待 $KMnO_4$ 溶液褪色后，加入 0.1mol/L KSCN 溶液 1 滴，观察现象，继续滴加 0.1mol/L $SnCl_2$ 溶液，观察溶液颜色的变化。解释实验现象，并写出离子反应方程式。

2. 浓度、温度、酸度对电极电位及氧化还原反应的影响

(1) 浓度对电极电位的影响

在两只 50mL 烧杯中，分别加入 30mL 1.0mol/L $ZnSO_4$ 溶液和 1.0mol/L $CuSO_4$ 溶液。在 $CuSO_4$ 溶液中插入 Cu 电极，在 $ZnSO_4$ 溶液中插入 Zn 电极，并分别与酸度计的"＋""－"接线柱相接，溶液以盐桥相连（图 2-41）。测量两极之间的电动势。用 0.1mol/L $ZnSO_4$ 代替 1.0mol/L $ZnSO_4$，观察电动势有何变化，解释实验现象，说明浓度的改变对电极电位的影响。

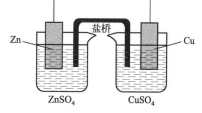

图 2-41 原电池

(2) 温度对氧化还原反应的影响

A、B 两支试管中都加入 0.01mol/L $KMnO_4$ 溶液 3 滴和 3.0mol/L H_2SO_4 溶液 5 滴，C、D 两支试管都加入 0.1mol/L $H_2C_2O_4$ 溶液 5 滴。将 A、C 试管放在水浴中加热几分钟后混合，同时，将 B、D 试管中的溶液混合。比较两组混合溶液颜色的变化，并做出解释。

(3) 浓度、酸度对氧化还原反应的影响

在分别含有 3 滴 0.5mol/L 和 0.1mol/L 的 $Pb(NO_3)_2$ 溶液的两支试管中，都加入 1.0mol/L HAc 溶液 30 滴，混匀后，再逐滴加入 26～28 滴 Na_2SiO_3（$d=1.06$）溶液，摇匀，用蓝色石蕊试纸检查，溶液仍呈酸性，在 90℃ 水浴中加热（切记：温度不可超过 90℃），此时，两试管中均出现胶冻。从水浴中取出两支试管，冷却至室温，同时往两支试管中插入表面积相同的锌片，观察两支试管中"铅树"生长的速度，并做出解释。

3. 介质酸、碱度对 KMnO₄ 还原产物的影响

① 在试管中依次加入 0.1mol/L KI 溶液 10 滴和 0.1mol/L KIO₃ 溶液 2～3 滴，观察有无变化。继续加入几滴 3.0mol/L H₂SO₄ 溶液，观察现象。最后逐滴加入 2.0mol/L NaOH 溶液，观察反应的现象，并做出解释。

② 取三支试管，分别加入 0.01mol/L KMnO₄ 溶液 2 滴；第一支试管加入 5 滴 3.0mol/L H₂SO₄ 溶液，第二支试管中加入 5 滴 H₂O，第三支试管中加入 5 滴 6mol/L NaOH 溶液，然后往三支试管中加入 0.1mol/L 的 Na₂SO₃ 溶液 5 滴。观察实验现象，并写出离子反应方程式。

4. H₂O₂ 的氧化还原性

在离心试管中加入 0.1mol/L Pb(NO₃)₂ 溶液 1mL，滴加 0.1mol/L Na₂S 溶液 1～2 滴，观察 PbS 沉淀的颜色。离心分离，弃去上清液，用水洗涤沉淀 1～2 次，在沉淀中加入 3％H₂O₂，并不断搅拌，观察沉淀颜色的变化。说明 H₂O₂ 在此反应中起什么作用，写出离子反应方程式。

五、思考题

① 怎样装配原电池？盐桥有什么作用？

② 为什么 H₂O₂ 既有氧化性又有还原性？在何种情况下作氧化剂？在何种情况下作还原剂？

③ 介质的酸碱性对哪些氧化还原反应有影响？

④ 如何用实验证明 KClO₃、K₂Cr₂O₇ 等溶液在酸性介质中才有氧化性。

实验六 电离平衡和沉淀反应

一、实验目的

① 掌握并验证同离子效应对弱电解质解离平衡的影响。

② 学习缓冲溶液的配制，并验证其缓冲作用。

③ 掌握并验证浓度、温度对盐类水解平衡的影响。

④ 了解沉淀的生成和溶解条件以及沉淀的转化。

二、实验原理

弱电解质溶液中加入含有相同离子的另一强电解质时，使弱电解质的解离程度降低，这种效应称为同离子效应。

弱酸及其盐或弱碱及其盐的混合溶液，当将其稀释或在其中加入少量的酸或碱时，溶液的 pH 改变很少，这种溶液称作缓冲溶液。缓冲溶液的 pH 值（以 HAc 和 NaAc 为例）可用下式计算：

$$pH = pK_a^{\ominus} - \lg \frac{c(酸)}{c(盐)} = pK_a^{\ominus} - \lg \frac{c(HAc)}{c(Ac^-)}$$

在难溶电解质的饱和溶液中，未溶解的难溶电解质和溶液中相应的离子之间建立了多相离子平衡。例如在 PbI_2 饱和溶液中，建立了如下平衡：

$$PbI_2(固) \Longrightarrow Pb^{2+} + 2I^-$$

其平衡常数的表达式为 $K_{sp}^{\ominus} = c(Pb^{2+})c(I^-)^2$，称为溶度积。

根据溶度积规则可判断沉淀的生成和溶解，当将 $Pb(Ac)_2$ 和 KI 两种溶液混合时，如果：

① $c(Pb^{2+})c(I^-)^2 > K_{sp}^{\ominus}$ 溶液过饱和，有沉淀析出。

② $c(Pb^{2+})c(I^-)^2 = K_{sp}^{\ominus}$ 饱和溶液。

③ $c(Pb^{2+})c(I^-)^2 < K_{sp}^{\ominus}$ 溶液未饱和，无沉淀析出。

使一种难溶电解质转化为另一种难溶电解质，即把一种沉淀转化为另一种沉淀的过程称为沉淀的转化，对于同一种类型的沉淀，溶度积大的难溶电解质易转化为溶度积小的难溶电解质。对于不同类型的沉淀，能否进行转化，要具体计算溶解度。

三、仪器与试剂

仪器：试管、角匙、烧杯（100mL）、量筒（5mL）、胶头滴管。

试剂：HAc（0.1mol/L）、HCl（0.1mol/L、2mol/L）、$NH_3 \cdot H_2O$（0.1mol/L、2mol/L）、NaOH（0.1mol/L）；$NH_4Ac(s)$、$Fe(NO_3)_3 \cdot 9H_2O(s)$、NaAc（1mol/L、0.1mol/L）、$NH_4Cl$（1mol/L）、$BiCl_3$（0.1mol/L）、$MgSO_4$（0.1mol/L）、$ZnCl_2$（0.1mol/L）、$Pb(Ac)_2$（0.01mol/L）、$Na_2S$（0.1mol/L）、KI（0.02mol/L）；酚酞、甲基橙、pH 试纸。

四、实验步骤

1. 同离子效应和缓冲溶液

① 在试管中加入 2mL 0.1mol/L NH$_3$·H$_2$O，再加入一滴酚酞溶液，观察溶液显什么颜色。再加入少量 NH$_4$Ac 固体，摇动试管使其溶解，观察溶液颜色有何变化，说明原因。

② 在试管中加入 2mL 0.1mol/L HAc，再加入一滴甲基橙，观察溶液显什么颜色。再加入少量 NH$_4$Ac 固体，摇动试管使其溶解，观察溶液颜色有何变化，说明原因。

③ 在烧杯中加入 10mL 0.1mol/L HAc 和 10mL 0.1mol/L NaAc，搅匀，用 pH 试纸测定其 pH；然后将溶液分成两份，一份加入 10 滴 0.1mol/L HCl，测其 pH 值；另一份加入 10 滴 0.1mol/L NaOH，测其 pH 值。

于另一烧杯中加入 10mL 去离子水，重复上述实验。

2. 盐类的水解和影响水解的因素

（1）酸度对水解平衡的影响

在试管中加入 2 滴 0.1mol/L BiCl$_3$ 溶液，加入 1mL 水，观察沉淀的产生，往沉淀中滴加 2mol/L HCl 溶液，至沉淀刚好消失。

$$BiCl_3 + H_2O \rightleftharpoons BiOCl\downarrow + 2HCl$$

（2）温度对水解平衡的影响

取绿豆大小的 Fe(NO$_3$)$_3$·9H$_2$O 晶体，用少量蒸馏水溶解后，将溶液分成两份，第一份作为对比样，第二份用小火加热煮沸。观察溶液发生什么变化，说明加热对水解的影响。

3. 沉淀的生成和溶解

① 在试管中加入 1mL 0.1mol/L MgSO$_4$ 溶液，加入 2mol/L NH$_3$·H$_2$O 数滴，此时生成的沉淀是什么？再向此溶液中加入 1mol/L NH$_4$Cl 溶液，观察沉淀是否溶解。解释观察到的现象，写出相关反应式。

② 取 2 滴 0.1mol/L ZnCl$_2$ 溶液加入试管中，加入 2 滴 0.1mol/L Na$_2$S 溶液，观察沉淀的生成和颜色，再在试管中加入数滴 2mol/L HCl，观察沉淀是否溶解，写出相关反应式。

4. 沉淀的转化

取 10 滴 0.01mol/L Pb(Ac)$_2$ 溶液于试管中，加入 2 滴 0.02mol/L KI 溶液，振荡，观察沉淀的颜色，再在其中加入 0.1mol/L Na$_2$S 溶液，边加边振荡，直到黄色消失、黑色沉淀生成为止，解释观察到的现象，写出相关反应式。

五、思考题

① 同离子效应与缓冲溶液的原理有何异同？

② 如何抑制或促进水解？举例说明。

③ 是否一定要在碱性条件下，才能生成氢氧化物沉淀？不同浓度的金属离子溶液，开始生成氢氧化物沉淀时，溶液的 pH 值是否相同？

实验七　配位化合物的生成和性质

一、实验目的

① 了解配位离子的生成和组成。

② 掌握配位离子和简单离子的区别。

③ 了解配位平衡与沉淀溶解平衡间的相互转化。

④ 掌握利用沉淀反应和配位溶解反应分离鉴定混合阳离子的方法和离心机的使用。

二、实验原理

配位化合物分子一般是由中心离子、配位体和外界所构成。中心离子和配位体组成配位离子（内界），例如：

$$[Cu(NH_3)_4]SO_4 \Longrightarrow [Cu(NH_3)_4]^{2+} + SO_4^{2-} \quad （完全解离）$$
$$[Cu(NH_3)_4]^{2+} \Longrightarrow Cu^{2+} + 4\,NH_3 \quad\quad\quad （部分解离）$$

$[Cu(NH_3)_4]^{2+}$ 称为配位离子（内界），其中 Cu^{2+} 为中心离子，NH_3 为配位体，SO_4^{2-} 为外界。

配位化合物中的内界和外界可以用实验来确定。

配位离子的解离平衡也是一种动态平衡，能向着生成更难解离或更难溶解的物质的方向移动。

三、仪器与试剂

仪器：普通试管。

试剂：NaOH（2mol/L）、$NH_3 \cdot H_2O$（6mol/L）；$AgNO_3$（0.1mol/L）、$CuSO_4$（0.1mol/L）、$K_3[Fe(CN)_6]$（0.1mol/L）；$FeCl_3$（0.1mol/L）、NaBr（0.1mol/L）、KSCN（0.1mol/L）、NaI（0.1mol/L）、NaCl（0.1mol/L）；$BaCl_2$（1mol/L）、NH_4F（4mol/L）、$Na_2S_2O_3$（1mol/L）。

四、实验步骤

1. 配位化合物的生成和组成

在两支试管中各加入 10 滴 0.1mol/L $CuSO_4$ 溶液，然后分别加入 2 滴 1mol/L $BaCl_2$ 溶液和 2 滴 2mol/L NaOH 溶液，观察生成的沉淀（分别是检验 SO_4^{2-} 和 Cu^{2+} 的方法）。

另取 10 滴 0.1mol/L $CuSO_4$ 溶液加入 6mol/L $NH_3 \cdot H_2O$ 至生成深蓝色溶液，然后将深蓝色溶液分盛在两支试管中，分别加入 2 滴 1mol/L $BaCl_2$ 溶液和 2 滴 2mol/L NaOH 溶液，观察是否都有沉淀产生。

根据上面实验的结果，说明 $CuSO_4$ 和 NH_3 所形成的配位化合物的组成。

2. 简单离子与配位离子的比较及配位离子的颜色

① 在一支试管中滴入 5 滴 0.1mol/L $FeCl_3$ 溶液，加入 1 滴 0.1mol/L KSCN 溶液

（这是检验 Fe^{3+} 的方法），观察现象，然后将溶液用少量水稀释，逐滴加入 4mol/L NH_4F 溶液，观察现象并解释。

② 以铁氰化钾（$K_3[Fe(CN)_6]$）溶液代替 $FeCl_3$ 溶液进行上述实验，观察现象是否与①相同并解释。

3. 难溶化合物与配位离子的相互转化

往一支试管中加入 5 滴 0.1mol/L $AgNO_3$ 溶液，然后按下列次序进行实验，并写出每一步骤反应的化学方程式。

① 加入 1～2 滴 0.1mol/L NaCl 溶液至生成白色沉淀。

② 滴加 6mol/L $NH_3 \cdot H_2O$ 溶液，边滴边振荡至沉淀刚溶解。

③ 加入 1～2 滴 0.1mol/L NaBr 溶液至生成浅黄色沉淀。

④ 滴加 1mol/L $Na_2S_2O_3$ 溶液，边滴边振荡至沉淀刚溶解。

⑤ 加入 1～2 滴 0.1mol/L NaI 溶液至生成黄色沉淀。

五、思考题

① 通过实验总结简单离子形成配离子后哪些性质会发生改变。

② 影响配位平衡的主要因素是什么？

③ Fe^{3+} 可以将 I^- 氧化为 I_2，而自身被还原成 Fe^{2+}，但 Fe^{2+} 的配位离子 $[Fe(CN)_6]^{4-}$ 又可以将 I_2 还原成 I^-，而自身被氧化成 $[Fe(CN)_6]^{3-}$，如何解释此现象？

实验八　药用氯化钠的制备

一、实验目的

① 通过沉淀反应，了解提纯氯化钠的原理。

② 练习托盘天平和电炉的使用方法。

③ 掌握溶解、减压过滤、蒸发浓缩、结晶、干燥等基本操作。

二、实验原理

粗食盐中含有不溶性杂质（如泥沙等）和可溶性杂质（主要是 Ca^{2+}、Mg^{2+}、K^+ 和 SO_4^{2-}）。

不溶性杂质，可用溶解和过滤的方法除去。

可溶性杂质，可用下列方法除去，在粗食盐中加入稍微过量的 $BaCl_2$ 溶液时，即可将 SO_4^{2-} 转化为难溶解的 $BaSO_4$ 沉淀而除去。

$$Ba^{2+} + SO_4^{2-} =\!=\!= BaSO_4 \downarrow$$

将溶液过滤，除去 $BaSO_4$ 沉淀，再加入 NaOH 和 Na_2CO_3 溶液，由于发生下列反应：

$$Mg^{2+} + 2OH^- =\!=\!= Mg(OH)_2 \downarrow$$

$$Ca^{2+} + CO_3^{2-} =\!=\!= CaCO_3 \downarrow$$

$$Ba^{2+} + CO_3^{2-} =\!=\!= BaCO_3 \downarrow$$

食盐溶液中杂质 Mg^{2+}、Ca^{2+} 以及沉淀 SO_4^{2-} 时加入的过量 Ba^{2+} 便相应转化为难溶的 $Mg(OH)_2$、$CaCO_3$、$BaCO_3$ 沉淀而通过过滤的方法除去。

过量的 NaOH 和 Na_2CO_3 可以用盐酸中和除去。

少量可溶性杂质（如 KCl）由于含量很少，在蒸发浓缩和结晶过程中仍留在溶液中，不会和 NaCl 同时结晶出来。

三、仪器与试剂

仪器：托盘天平、烧杯（50mL）、玻璃棒、量筒（10mL、50mL）、布氏漏斗、吸滤瓶、循环水式真空泵、蒸发皿、试管、石棉网。

试剂：HCl（2mol/L）；NaOH（2mol/L，1mol/L）；$BaCl_2$（1mol/L）、Na_2CO_3（1mol/L）、$(NH_4)_2C_2O_4$（0.5mol/L）、粗食盐（s）；镁试剂、pH试纸、滤纸。

四、实验步骤

1. 粗食盐的提纯

① 在托盘天平上称取 5.0g 研细的粗食盐，放入小烧杯中，加入 20mL 蒸馏水，用

玻璃棒搅拌，并加热使其溶解，至溶液沸腾时，继续搅拌逐滴加入 1mol/L $BaCl_2$ 溶液至沉淀完全（约 2mL）。继续加热，使 $BaSO_4$ 颗粒增大而易于沉淀和过滤。为了检验沉淀是否完全，可将烧杯从热源上取下，待沉淀沉降后，在上层清液中加入 1～2 滴 $BaCl_2$ 溶液，观察澄清液中是否还有混浊现象。如果无混浊现象，说明 SO_4^{2-} 已完全沉淀；如果仍有混浊现象，则需继续滴加 $BaCl_2$，直至上层清液在加入一滴 $BaCl_2$ 后，不再产生混浊现象为止。沉淀完全后，继续加热至沸腾，以使沉淀颗粒增大而易于沉降。减压抽滤，滤液转移至干净烧杯中。

② 在滤液中依次加入 1mL 2mol/L NaOH 和 3mL 1mol/L Na_2CO_3，加热至沸腾，待沉淀沉降后，在上层清液中滴加 1mol/L Na_2CO_3 溶液至不再产生沉淀为止，减压抽滤，滤液移至干净的蒸发皿中。

③ 在滤液中逐滴加入 2mol/L HCl，并用玻璃棒蘸取滤液在 pH 试纸上检验，直至溶液呈微酸性为止（pH≈6）。

④ 用水浴加热蒸发皿进行蒸发，浓缩至稀粥状的稠液为止，但切不可将溶液蒸发至干（注意防止蒸发皿破裂）。

⑤ 冷却后，将晶体减压抽滤、吸干，将结晶放在蒸发皿中，在石棉网上用小火加热干燥。

⑥ 称出产品的质量，并计算其百分产率。

2. 产品纯度的检验

取少量（约 1g）提纯前和提纯后的食盐分别用 5mL 蒸馏水加热溶解，然后各盛于三支试管中，组成三组，对照检验它们的纯度。

（1） SO_4^{2-} 的检验

在第一组溶液中分别加入 2 滴 1mol/L $BaCl_2$ 溶液，比较沉淀产生的情况，在提纯的食盐溶液中应该无沉淀产生。

（2） Ca^{2+} 的检验

在第二组溶液中，分别加入 2 滴 0.5mol/L $(NH_4)_2C_2O_4$ 溶液，在提纯的食盐溶液中无白色难溶的草酸钙 CaC_2O_4 沉淀产生。

（3） Mg^{2+} 的检验

在第三组溶液中，加入 2～3 滴 1mol/L NaOH 溶液，使溶液呈碱性（用 pH 试纸检验），再各加入 2～3 滴镁试剂，在提纯的食盐中应无天蓝色沉淀产生。

镁试剂是一种有机染料，它在酸性溶液中呈黄色，在碱性溶液中呈红色或紫色，但被 $Mg(OH)_2$ 沉淀吸附后，则呈天蓝色，因此可以用来检验 Mg^{2+} 的存在。

五、注意事项

① 蒸发时，NaCl 溶液不能蒸干，否则可溶性杂质无法分离开来。

② 用大火烘干 NaCl 晶体会造成 NaCl 晶体溅出，因此 NaCl 晶体必须用小火慢慢烘干。

六、思考题

① 怎样除去粗食盐中不溶性的杂质？

② 试述除去粗食盐中 Mg^{2+}、Ca^{2+}、K^+ 和 SO_4^{2-} 等杂质离子的方法，并写出有关反应方程式。

③ 试述除去过量的沉淀剂 $BaCl_2$、$NaOH$ 和 Na_2CO_3 的方法。

④ 在除去过量的沉淀剂 $NaOH$、Na_2CO_3 时，需用 HCl 调节溶液呈微酸性（$pH \approx 6$），为什么？若酸度或碱度过大，有何影响？

⑤ 怎样检验提纯后的食盐的纯度？

实验九 硫酸亚铁铵的制备

一、实验目的

① 掌握用废铁屑制备硫酸亚铁铵的方法。

② 掌握水浴加热、过滤、蒸发、洗涤等基本操作。

③ 学会利用溶解度的差异制备物质的过程。

二、实验原理

硫酸亚铁铵俗称莫尔盐，浅绿色透明晶体，易溶于水，在空气中比一般的亚铁铵盐稳定，不易被氧化。$FeSO_4$ 在空气中容易被氧化，可以用 SCN^- 来检验 $FeSO_4$ 溶液是否变质。由于硫酸亚铁铵在水中的溶解度在 $0 \sim 60℃$ 内比组成它的硫酸铵和硫酸亚铁要小，只要将它们按一定的比例在水中溶解、混合，即可制得鲜绿色的硫酸亚铁铵的晶体。

其方法为：将金属铁溶于稀硫酸，制备硫酸亚铁。

$$Fe + H_2SO_4 =\!=\!=\!= FeSO_4 + H_2 \uparrow$$

将制得的硫酸亚铁溶液与等物质的量的 $(NH_4)_2SO_4$ 在溶液中混合，经加热浓缩、冷却后得到溶解度较小的硫酸亚铁铵晶体。

$$FeSO_4 + (NH_4)_2SO_4 + 6H_2O =\!=\!=\!= FeSO_4 \cdot (NH_4)_2SO_4 \cdot 6H_2O$$

三、仪器与试剂

仪器：托盘天平、水浴锅、锥形瓶（150mL）、烧杯（50mL、800mL）、玻璃棒、量筒（10mL、100mL）、布氏漏斗、吸滤瓶、循环水式真空泵、蒸发皿、滤纸、pH试纸。

试剂：H_2SO_4（3mol/L）、铁屑、95％乙醇、Na_2CO_3（10％）、$(NH_4)_2SO_4$ 固体。

四、实验步骤

1. 铁屑的净化（去油污）

称取 4.2g 铁屑放在锥形瓶中，加入 20mL 质量分数为 10％的 Na_2CO_3 溶液，小火加热并适当搅拌 5～10min，以除去铁屑上的油污。用倾析法将碱液倒出，用纯水把铁屑反复冲洗干净。

2. 硫酸亚铁的制备

将 25mL 3mol/L H_2SO_4 加入盛有铁屑的锥形瓶中，水浴上加热（温度低于80℃），经常取出锥形瓶摇荡，并适当补充水分，直至反应完全为止（不再有气泡冒出）。再加入几滴 3mol/L H_2SO_4，控制溶液的 pH 值不大于 1。

趁热减压过滤，滤液转移到蒸发皿内，如果滤纸上有 $FeSO_4 \cdot 7H_2O$ 晶体析出，可用热去离子水将晶体溶解，用少量 3mol/L H_2SO_4 洗涤未反应的铁屑和残渣，洗涤液合并至反应液中。过滤后的残渣用滤纸吸干后称重，算出已反应铁屑的质量，并根据反应方程式算出 $FeSO_4$ 的理论量。

3. 硫酸亚铁铵的制备

称取 9.5g 硫酸铵固体，加入盛有硫酸亚铁溶液的蒸发皿中。水浴加热，搅拌至硫酸铵完全溶解。继续蒸发浓缩至表面出现晶膜为止。静置冷却结晶，抽滤，母液倒入回收瓶中，晶体再用少量 95% 的乙醇淋洗两次，以除去晶体表面所附着的水分（此时应继续抽滤）。将晶体取出放在表面皿上用滤纸擦干，观察产品的颜色和晶型，称重，计算理论产量及产率。

4. 实验数据记录和整理

将实验中所需各物质的量及产量、产率计算结果，产品等级记录于表 2-5 中。

表 2-5　数据记录和结果处理

已作用的 Fe 质量/g	$(NH_4)_2SO_4$ 饱和溶液		$FeSO_4 \cdot (NH_4)_2SO_4 \cdot 6H_2O$		
	$(NH_4)_2SO_4$ 质量/g	H_2O 体积/mL	理论产量/g	实际产量/g	产率/%

五、注意事项

① 铁屑要首先除油污，因为废铁屑表面有油污，如果不除去不利于铁屑与硫酸的反应。根据盐类水解知识可知，升高温度，促进 Na_2CO_3 的水解，溶液碱性增强，去油污能力增强，所以除污用 Na_2CO_3 溶液。

② 铁与稀硫酸反应时为加快反应速度需加热，但最好控温在 60℃ 以下。若温度超过 60℃ 易生成 $FeSO_4 \cdot H_2O$ 白色晶体，过滤时会残留在滤纸上而降低产量，且铁屑与硫酸反应生成的气泡在高温下会溢出瓶口降低产率。

六、思考题

① 硫酸亚铁铵的理论产量如何计算？

② 在硫酸亚铁铵的制备过程中为什么要控制溶液 pH 值为 1~2？

③ 减压过滤有何特点？什么情况下应采用减压过滤？抽滤时，应注意哪些事项？步骤有哪些？

附：实验中用到的几种盐的溶解度见表 2-6。

表 2-6　实验中用到的几种盐的溶解度　　　　　单位：g/100g 水

温度 T/℃	0	10	20	30	40	50	60
$FeSO_4$	15.6	20.5	26.5	32.9	40.2	48.6	—
$(NH_4)_2SO_4$	70.6	73.0	75.4	78.0	81.6	—	88.0
$FeSO_4 \cdot (NH_4)$	12.5	17.2	—	—	33.0	40.0	—

实验十　五水硫酸铜的制备

一、实验目的

① 学习并掌握以铜和硫酸为原料制备五水硫酸铜的实验原理和实验方法。

② 练习称量、取液、灼烧、加热、蒸发、冷却、结晶、抽滤、洗涤、干燥等基本操作。

③ 检验硫酸铜的性质，练习试剂的取用和试管操作。

二、实验原理

$CuSO_4 \cdot 5H_2O$ 易溶于水，不溶于乙醇，在干燥空气中缓慢风化，加热到 $230℃$ 时全部失水变为白色的 $CuSO_4$。

本实验以铜粉和硫酸为原料制备硫酸铜。反应如下：

$$2Cu + O_2 \xrightarrow{\text{灼烧}} 2CuO$$

$$CuO + H_2SO_4 =\!=\!= CuSO_4 + H_2O$$

$CuSO_4 \cdot 5H_2O$ 在水中的溶解度随温度变化较大，将硫酸铜溶液蒸发、浓缩、冷却、结晶、过滤、干燥，可得到蓝色的五水硫酸铜晶体。

三、仪器与试剂

仪器：托盘天平、烧杯、量筒（100mL）、试管、布氏漏斗、吸滤瓶、真空泵、蒸发皿、瓷坩埚、酒精灯、石棉网、铁架台、滤纸、pH试纸、玻璃棒、计算器。

试剂：铜粉、2mol/L H_2SO_4 溶液、Na_2CO_3 饱和溶液、浓氨水、无水乙醇。

四、实验步骤

1. 氧化铜的制备

称取 1.5g 铜粉，放入干燥、洁净的瓷坩埚中。用酒精灯加热（如使用煤气灯加热，能提高反应温度，可使反应进行得更完全），不断搅拌，加热至铜粉完全转化为黑色，停止加热，冷却。

2. 硫酸铜溶液的制备

将 CuO 粉倒入 50mL 小烧杯中，加入 15mL 2mol/L H_2SO_4 溶液，小火加热，搅拌，尽量使 CuO 完全溶解。趁热抽滤，得到蓝色的硫酸铜溶液。

3. 五水硫酸铜晶体的制备

将硫酸铜溶液转移到洁净的蒸发皿中，先检验溶液的酸碱性（pH=1，必要时可滴加 Na_2CO_3 饱和溶液调节）。置于石棉网上小火加热蒸发，也可水浴加热蒸发，蒸发至溶液表面有晶膜出现（勿蒸干），停止加热，自然冷却至室温，有大量晶体析出。抽滤，将晶体尽量抽干。再用无水乙醇淋洗晶体 2～3 次。

4. 干燥

将晶体取出夹在两张干滤纸之间，轻轻按压吸干水分，之后将晶体转移到洁净干燥且已称重的表面皿中，称量。

5. 五水硫酸铜的性质

① 取少量 $CuSO_4 \cdot 5H_2O$ 产品于试管中，加热至白色，备用。观察现象。

② 将上一步得到的 $CuSO_4$ 晶体用适量水溶解，滴加浓氨水，振荡，直至沉淀全部溶解，得到硫酸四氨合铜（Ⅱ）溶液，观察现象。

6. 实验数据记录和整理

产品：_____g，产品外观：_____，收率$=\dfrac{m_{实际}}{m_{理论}}\times100\%=$_____

注：$m_{理论}$以铜粉量为基准计算。

根据实验过程完成表 2-7。

表 2-7　五水硫酸铜的性质

实验步骤	现　　象	结论及解释
$CuSO_4 \cdot 5H_2O$ 加热		
$CuSO_4$ 溶液＋浓氨水		

五、思考题

① 结晶时滤液为什么不可蒸干？

② 为什么制备五水硫酸铜是要调节 pH 值为 1？

③ 为什么不用浓硫酸与铜反应制备硫酸铜？

实验十一　明矾的制备及其大晶体的培养

一、实验目的

① 学会利用身边易得的材料废铝制备明矾的方法。

② 巩固溶解度概念及其应用。

③ 学习从溶液中培养晶体的原理和方法。

二、实验原理

晶体的特征之一是具有规则的几何外形。如 NaCl 是立方体晶型，铝钾矾 $[KAl(SO_4)_2 \cdot 12H_2O]$ 是八面体晶型。本实验要从溶液中培养铝钾矾晶体。

铝屑溶于浓氢氧化钠溶液，可生成可溶性的四羟基合铝（Ⅲ）酸钠 $Na[Al(OH)_4]$，再用稀 H_2SO_4 调节溶液的 pH 值，将其转化为氢氧化铝，使氢氧化铝溶于硫酸生成硫酸铝。硫酸铝能同碱金属硫酸盐如硫酸钾在水溶液中结合成一类在水中溶解度较小的同晶的复盐，此复盐称为明矾 $[KAl(SO_4)_2 \cdot 12H_2O]$。当冷却溶液时，明矾则以大块晶体结晶出来。

制备中的化学反应如下：

$$2Al + 2NaOH + 6H_2O \Longrightarrow 2Na[Al(OH)_4] + 3H_2 \uparrow$$

$$2Na[Al(OH)_4] + H_2SO_4 \Longrightarrow 2Al(OH)_3 \downarrow + Na_2SO_4 + 2H_2O$$

$$2Al(OH)_3 + 3H_2SO_4 \Longrightarrow Al_2(SO_4)_3 + 6H_2O$$

$$Al_2(SO_4)_3 + K_2SO_4 + 24H_2O \Longrightarrow 2KAl(SO_4)_2 \cdot 12H_2O$$

图 2-42 中 BB' 曲线是物质的溶解度曲线，曲线下方为不饱和区，在此区域内不会有晶体析出，因此又称为稳定区，BB' 曲线上方是过饱和区。CC' 曲线是过饱和曲线，此线上方为不稳定区，将此区域里的溶液稍加振荡或在其中投入某种物质（甚至灰尘掉入）就会立即析出大量晶体。两线之间的区域叫准稳定区，在此区域内，晶体可以缓慢地生长成大块的具有规则外形的晶体。

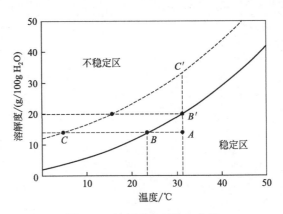

图 2-42　溶解度和过饱和曲线

由此可知，欲从不饱和溶液中制得晶体，有两种途径：一是 $A \to B \to C$ 的途径，即保持溶液的浓度不变，降低温度；另一途径是 $A \to B' \to C'$，即在保持温度不变时，蒸发溶剂使溶液浓度增大。前一种方法叫冷却法，后一种方法叫蒸发法。这两种方法都可以使溶液从稳定区进入准稳定区或不稳定区，从而析出晶体。在不稳定区，晶体生长的速度快，晶粒多，但晶体细小。要想得到大的、外形完美的晶体，应使溶液处于准稳定区，让晶体慢慢地生长。

三、仪器与试剂

仪器：烧杯、量筒（50mL、100mL）、托盘天平、布氏漏斗、吸滤瓶、玻璃棒、表面皿、蒸发皿、温度计、酒精灯、涤纶线、滤纸、pH试纸、砂纸。

试剂：NaOH、H_2SO_4（3mol/L、0.1mol/L）、K_2SO_4、铝屑。

四、实验步骤

制备工艺路线：

铝→KOH溶解→过滤→硫酸酸化→浓缩→结晶→分离→单晶培养→明矾单晶

1. 制备 $Na[Al(OH)_4]$

在托盘天平上用表面皿快速称取固体氢氧化钠2g，迅速将其转移至250mL的烧杯中，加40mL水温热溶解。称量1g铝屑，切碎，分次放入溶液中。将烧杯置于热水浴中加热（反应激烈，防止溅出！）。反应完毕后，趁热用布氏漏斗过滤。

2. 氢氧化铝的生成和洗涤

在上述四羟基合铝酸钠溶液中加入8mL左右的3mol/L H_2SO_4 溶液，使溶液的pH＝8～9为止（应充分搅拌后再检验溶液的酸碱性）。此时溶液中生成大量的白色氢氧化铝沉淀，用布氏漏斗抽滤，并用热水洗涤沉淀，洗至溶液pH＝7～8时为止。

3. 明矾单晶的制备

将抽滤后所得的氢氧化铝沉淀转入蒸发皿中，加10mL H_2SO_4（0.1mol/L），再加20mL水，小火加热使其溶解，加入4g硫酸钾继续加热至溶解，

4. 明矾单晶的培养

$KAl(SO_4)_2 \cdot 12H_2O$ 为正八面体晶型。应让籽粒（晶种）有足够的时间长大，而籽晶能够长大的前提是溶液浓度处于适当过饱和的准稳定区（图2-42的 $C'B'BC$）。

（1）籽晶的生长和选择

取少量饱和液作晶种培养的清液放在不易振动的地方，烧杯口上架一玻璃棒，然后再烧杯口上盖一块滤纸，以免灰尘落下，放置一天，杯底会有小晶体析出，从中挑选出晶型完整的籽晶待用（图2-43）。

（2）晶体的生长

以涤纶线把籽晶系好，剪去余头，缠在玻璃棒上悬吊在已过滤的饱和溶液中，观察晶体的缓慢生长。三天后可得到棱角齐全、晶莹透明的大块晶体。在晶体生长过程中，应经

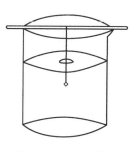

图2-43　大晶体培养

常观察，若发现籽晶上又长出小晶体，应及时去掉。

五、注意事项

制备晶体最好是在温差不太大的条件下进行，用冷却法制备，温差以 10℃左右为宜。温差较大时，析出的晶体细小且有裂痕，不透明的晶体较多，难以选择理想的晶体作为晶种。

六、思考题

① 哪些条件有利于生成大晶体？
② 画出明矾的晶体图。

实验十二 硝酸钾的制备与提纯

一、实验目的

① 学习用复分解反应制备盐类及利用温度对物质溶解度的影响进行分离的方法。
② 进一步巩固溶解、过滤、结晶等操作。
③ 掌握重结晶法提纯物质的原理和操作。

二、实验原理

本实验是用复分解法来制备硝酸钾晶体，其反应为：

$$NaNO_3 + KCl \rightleftharpoons NaCl + KNO_3$$

该反应是可逆的，利用温度对产物 KNO_3、$NaCl$ 溶解度影响的不同，将它们分离出来。从表 2-8 所列四种盐在不同温度下的溶解度数据可以看出，$NaCl$ 的溶解度随温度变化很小，而 KNO_3 的溶解度却随着温度的升高增加得非常快。如果将一定浓度的 $NaNO_3$ 和 KCl 混合液加热至沸腾后浓缩，由于 KNO_3 的溶解度增加很多，达不到饱和，不会析出晶体，而 $NaCl$ 的溶解度增加很少，随着溶剂水的减少，$NaCl$ 达到饱和而析出。通过热过滤除去 $NaCl$。将滤液冷却至 $10℃$ 以下，KNO_3 因溶解度急剧下降而大量析出，仅有少量的 $NaCl$ 随 KNO_3 一起析出。将此 KNO_3 粗产品经重结晶提纯，即可得到较纯的 KNO_3 晶体。

表 2-8　四种盐在不同温度下的溶解度　　　　单位：g/100g 水

温度/℃	0	10	20	30	40	50	60	80	100
$NaNO_3$	73	80	88	96	104	114	124	148	180
$NaCl$	35.7	35.8	36.0	36.3	36.6	36.8	37.3	38.4	39.8
KNO_3	13.3	20.9	31.6	45.8	63.9	83.5	110.0	169	246
KCl	27.6	31.0	34.0	37.0	40.0	42.6	45.5	51.1	56.7

三、仪器与试剂

仪器：烧杯（100mL）、量筒（100mL）、台秤、表面皿、酒精灯、石棉网、三脚架、漏斗、抽气管、吸滤瓶、热滤漏斗、布氏漏斗、试管、药匙、滤纸。

试剂：$NaNO_3$、KCl、HNO_3（2mol/L）、$AgNO_3$（0.1mol/L）、冰。

四、实验步骤

1. 硝酸钾的制备

① 称取 8.5g $NaNO_3$ 和 7.5g KCl 于 100mL 烧杯中，加入 15mL 蒸馏水，加热至沸腾，使固体溶解，记下烧杯中液面的位置。

② 继续加热并不断搅动溶液，$NaCl$ 逐渐析出，当体积减小到原来的约 2/3 时，趁

热用热滤漏斗过滤或减压过滤（动作要快）。滤液转移至小烧杯中，自然冷却，很快即有晶体析出。

③ 将滤液冷至室温后再用冰-水浴冷却至 10℃以下，用减压过滤法将 KNO_3 晶体尽量抽干。然后把晶体转移到已称重的表面皿中，晾干后称重。计算 KNO_3 粗产品的产率。

2. 硝酸钾的提纯

除保留少量（0.2g）粗产品供纯度检验外，其他均放入小烧杯中，按粗产品：水＝2：1（质量比）的比例加入蒸馏水。然后用小火加热，搅拌，待晶体全部溶解后停止加热（若溶液沸腾时晶体还未全部溶解，可再加极少量蒸馏水使其溶解）。将滤液冷至室温后，再用冰-水浴冷却至 10℃以下，待大量晶体析出后抽滤，将晶体放在表面皿上晾干，称重，计算产率。

3. 产品纯度检验

分别取 0.2g 粗产品和重结晶得到的产品放入两支小试管中，各加入 4mL 蒸馏水使其溶解，然后分别加入 2 滴 2mol/L 的 HNO_3，再加 2 滴 0.1mol/L $AgNO_3$ 溶液，观察现象，进行对比。

五、注意事项

① 热滤漏斗中的水不要太满，以免水沸腾后溢出。

② 事先将布氏漏斗放在水浴中预热。

③ 小火加热反应液，防止液体溅出。

六、思考题

① 根据溶解度计算，本实验应有多少 NaCl 和 KNO_3 晶体析出（不考虑其他盐存在时对溶解度的影响）？

② 何谓重结晶？本实验涉及哪些基本操作？

③ KNO_3 中混有 KCl 或 $NaNO_3$ 时，应如何提纯？

实验十三　海带中提取碘

一、实验目的

① 练习海带中提取碘的方法。

② 掌握灰化、浸取、浓缩、升华操作。

二、实验原理

在每 100g 海带中含碘量为 240mg，常吃海带可纠正由缺乏碘而引起的甲状腺肿，促进新陈代谢，使甲状腺能维持正常功能。海带所含碘化物内服吸收后，还能促进病理产物和渗出物被吸收，并能使病变的组织崩溃和溶解，可纠正缺碘而引起的甲状腺功能不足，对癌症有一定的抑制作用，同时也可以暂时抑制甲状腺功能亢进的新陈代谢。本实验通过灼烧、灰化、浸取、炒干操作，将海带中的碘转化为 I^-，在酸性条件下用氧化剂氧化为 I_2，升华分离。

三、仪器与试剂

仪器：烧杯（1000mL）、量筒（100mL）、试管、铁架台、坩埚、蒸发皿、布氏漏斗、吸滤瓶、循环水式真空泵。

试剂：1mol/L 硫酸、重铬酸钾、海带、淀粉、氯水。

四、实验步骤

1. 定性检验

将一根海带用适量温水浸泡数小时后，取浸泡后清液 200mL，稍加过滤，取其滤液 3～5mL 于试管中，滴加几滴熟淀粉溶液后，再滴加氯水，即可见试管中溶液立即变蓝（$Cl_2 + 2I^- \Longrightarrow I_2 + 2Cl^-$）。实验证明海带中富含碘离子。

2. 海带中提取碘

① 称取 10g 干燥的海带，剪碎，研磨，再放在坩埚中灼烧，多次研磨、灼烧，使海带完全灰化。

② 将海带灰倒在烧杯中，依次加入 25mL、15mL、5mL 蒸馏水熬煮 5min，每次熬煮后，抽滤。最后用少量水洗涤滤渣，将滤液合并在一起。

③ 往滤液里加 1mol/L 硫酸酸化至 pH 显中性（海带灰里含有碳酸钾，酸化使其呈中性或弱酸性对下一步氧化析出碘有利）。

④ 把酸化后的滤液在蒸发皿中蒸发，炒至糊状调 pH≈1，然后尽量炒干，研细，并加入 0.5g 研细的重铬酸钾固体与之混合均匀。

⑤ 在蒸发皿上盖一张刺有许多小孔且孔刺向上的滤纸，取一只大小合适的玻璃漏斗，颈部塞一小团棉花，罩在蒸发皿上，小心加热升华。加热蒸发皿使生成的碘升华。

碘蒸气在滤纸底部凝聚，并在漏斗中看到紫色碘蒸气。当再无紫色碘蒸气产生时，停止加热。取下滤纸，将凝聚的固体碘刮到小称量瓶中，称重。计算海带中碘的百分含量。将新得到的碘回收在棕色试剂瓶中。

五、思考题

① 哪些因素影响产率？

② 写出重铬酸钾氧化 I^- 生成 I_2 的方程式。重铬酸钾能用其他氧化剂代替吗？选择氧化剂时还需要注意什么影响？

实验十四　卤素的化合物

一、实验目的

① 掌握卤素氧化性和卤离子还原性。

② 了解卤素的歧化反应。

③ 掌握卤素含氧酸盐的氧化性。

④ 了解卤化氢的实验室制法和金属卤化物的性质。

二、实验原理

氯、溴、碘氧化性的强弱次序为：$Cl_2 > Br_2 > I_2$。卤化氢还原性强弱的次序为：$HI > HBr > HCl$。HI 和 HBr 能分别将浓 H_2SO_4 还原为 SO_2 和 H_2S。Br^- 能被 Cl_2 氧化为 Br_2，在 CCl_4 中呈棕黄色。I^- 能被 Cl_2 氧化为 I_2，在 CCl_4 中呈紫色，当 Cl_2 过量时，I_2 被氧化为无色的 IO_3^-。次氯酸及其盐具有强氧化性。酸性条件下，卤酸盐都具有强氧化性，其次序为：$BrO_3^- > ClO_3^- > IO_3^-$。$Cl^-$、$Br^-$、$I^-$ 与 Ag^+ 反应分别生成 AgCl、AgBr、AgI 沉淀，它们的溶度积依次减小，都不溶于稀 HNO_3。

三、仪器与试剂

仪器：试管、试管夹、酒精灯、铁锤、胶头滴管。

固体试剂：NaCl、KBr、KI、$KClO_3$、硫黄粉、MnO_2。

酸：H_2SO_4（1mol/L、3mol/L、6mol/L）、HCl（2mol/L）。

碱：NaOH（2mol/L）、氨水（2mol/L）。

盐：KI（0.1mol/L）、KBr（0.1mol/L）、NaCl（0.1mol/L）、NaF（0.1mol/L）、$AgNO_3$（0.1mol/L）、$Ca(NO_3)_2$（0.1mol/L）、$MnSO_4$（0.2mol/L）、NaClO（0.1mol/L）。

其他试剂：四氯化碳、品红溶液（0.1%）、淀粉溶液、溴水、碘水、氯水。

材料：pH 试纸、淀粉碘化钾试纸、火柴、称量纸、导管、玻璃棒、工业酒精、药匙。

四、实验步骤

（一）卤素单质在不同溶剂中的溶解性

观察氯水、溴水、碘水的颜色，比较碘在水、CCl_4 以及 KI 水溶液中的溶解情况和颜色，对碘溶液颜色不同加以解释。

（二）卤素单质的氧化性

1. 氯水与碘离子的反应

向盛有 3 滴 0.1mol/L 的碘化钾溶液（无色）的试管中滴加氯水（黄绿色），边滴

59

加边振荡，观察颜色的变化，再往试管中加入 1mL 四氯化碳（无色），充分振荡，观察水层和四氯化碳层的颜色，继续往溶液中滴加氯水，有什么现象发生？为什么？写出各步反应方程式。

2. 氯水与溴离子的反应

向试管里加入 3 滴 0.1mol/L 溴化钾溶液（无色），加 1mL 四氯化碳（无色），有什么现象发生？滴加氯水（黄绿色），边加边剧烈振荡试管，观察颜色的变化，写出各步反应方程式。

3. 溴水与碘离子的反应

往盛有 3 滴 0.1mol/L 的碘化钾溶液（无色）的试管中滴加溴水（棕红色），边滴加边振荡试管，观察颜色的变化，写出各步反应方程式。

（三）卤素离子的还原性

① 将少量 KI 固体装入干燥的中试管中，加入约 1mL 浓 H_2SO_4，观察现象，选择试纸检查气体产物，写出反应方程式。

用 KBr、NaCl 代替 KI 重复实验，观察现象，写出反应方程式。

② 向少量 NaCl 固体和 MnO_2 混合物中加入约 0.5mL 浓 H_2SO_4，微热，检查生成的气体，写出反应方程式。由实验比较卤素离子还原性的强弱。

（四）碘的歧化反应

取少量 I_2 水和 CCl_4 于试管中，滴加 2mol/L NaOH 使其呈强碱性，再滴加 3mol/L H_2SO_4 使其呈强酸性，观察 CCl_4 层颜色变化，写出反应方程式。

（五）卤素含氧酸盐的氧化性

1. 次氯酸盐的氧化性

① 取少量 NaClO 溶液两份，分别加入 $MnSO_4$ 溶液和品红溶液，观察现象，写出反应方程式。

② 取少量 2mol/L HCl 于试管中，滴加 NaClO 溶液，观察现象，检查气体产物，写出反应方程式。

用 H_2SO_4 酸化的碘化钾-淀粉溶液代替 HCl 进行实验，结果如何？根据以上反应说明次氯酸盐的氧化性。

2. 氯酸钾的氧化性

① 取少量 $KClO_3$ 晶体两份，分别加入 $MnSO_4$ 溶液和品红溶液并搅拌，观察现象，比较次氯酸盐和氯酸盐氧化性的强弱。

② 取少量 $KClO_3$ 晶体，加入少量浓 HCl。观察现象，选择试纸检查气体产物，写出反应方程式。

③ 取少量 $KClO_3$ 晶体，滴加水溶解后，加少量 KI 溶液和 CCl_4，检查 pH，观察 CCl_4 层有无变化；然后加入稀硫酸酸化，观察 CCl_4 层颜色变化，写出反应方程式。

（六）银卤化物溶解性

取少量 NaF、NaCl、KBr、KI 溶液各两份，分别滴加 Ca(NO$_3$)$_2$ 和 AgNO$_3$ 溶液，观察现象，写出反应方程式。

五、思考题

① 氯能从含碘离子的溶液中取代碘，碘又能从氯酸钾溶液中取代氯，这两个反应有无矛盾？为什么？

② 如何区别次氯酸钠和氯酸钠。

实验十五　硫、氮的化合物

一、实验目的

① 掌握硫化氢、亚硫酸、硫代硫酸及其盐的性质。

② 熟悉 S^{2-}、$S_2O_3^{2-}$ 的鉴定方法。

③ 掌握亚硝酸及其盐的性质。

④ 熟悉 NO_2^-、NO_3^-、NH_4^+ 的鉴定方法。

二、实验原理

硫是周期系ⅥA族元素，硫原子的价电子层构型为 ns^2np^4，能形成氧化数为 -2、-4、$+6$ 等的化合物。

H_2S 中 S 的氧化数 -2，它是强还原剂。S^{2-} 能与稀酸反应产生 H_2S 气体，可根据 H_2S 特有的腐蛋臭味，或能使 $Pb(Ac)_2$ 试纸变黑的现象检验出 S^{2-}。

SO_2 溶于水生成亚硫酸，H_2SO_3 及其盐常用作还原剂，但遇强还原剂时，也起氧化剂的作用。

$Na_2S_2O_3$ 是硫代硫酸的盐。硫代硫酸不稳定，易分解：

$$H_2S_2O_3 \Longrightarrow H_2O + SO_2\uparrow + S\downarrow$$

$S_2O_3^{2-}$ 具有还原性，$Na_2S_2O_3$ 是常用的还原剂：

$$2S_2O_3^{2-} + I_2 \Longrightarrow S_4O_6^{2-}（连四硫酸根）+ 2I^-$$

$S_2O_3^{2-}$ 与 Ag^+ 生成白色 $Ag_2S_2O_3$ 沉淀，但迅速变黄色、棕色，最后变为黑色 Ag_2S 沉淀，这个反应用来鉴定 $S_2O_3^{2-}$。

氮是周期系ⅤA族元素，它的价电子层结构为 ns^2np^5，它的氧化数最高为 $+5$，最低为 -3。NO_3^- 可用"棕色环"实验来鉴定。

$$NO_3^- + 3Fe^{2+} + 4H^+ \Longrightarrow NO + 3Fe^{3+} + 2H_2O$$

$$[Fe(H_2O)_6]^{2+} + NO \Longrightarrow [Fe(NO)(H_2O)_5]^{2+} + H_2O$$

$$（棕色）$$

这一反应也常用来鉴定 NO_2^-（鉴定 NO_2^- 时使用 HAc，不形成环）。

$$NO_2 + Fe^{2+} + 2HAc \Longrightarrow NO + Fe^{3+} + 2Ac^- + H_2O$$

$$[Fe(H_2O)_6]^{2+} + NO \Longrightarrow [Fe(NO)(H_2O)_5]^{2+} + H_2O$$

$$（棕色）$$

亚硝酸可用亚硝酸盐与酸反应制得，但亚硝酸不稳定，易分解。

$$NaNO_2 + H_2SO_4 \Longrightarrow NaHSO_4 + HNO_2$$

$$2HNO_2 \underset{冷}{\overset{热}{\Longrightarrow}} N_2O_3 + H_2O \underset{冷}{\overset{热}{\Longrightarrow}} NO_2 + NO + H_2O$$

$$（蓝色）\qquad\qquad（红棕色）$$

亚硝酸具有氧化性，但遇强氧化剂时，亦呈还原性。

NH_4^+ 常用 OH^- 与 NH_4^+ 生成 NH_3，使湿润红石蕊试纸变蓝的方法鉴定。

三、仪器与试剂

仪器：试管、药匙、胶头滴管。

酸：H_2SO_4（2mol/L）、HCl（6mol/L、2mol/L）、HAc（2mol/L）、H_2S 水溶液（饱和）、SO_2 水溶液（饱和）。

碱：NaOH（2mol/L）。

盐：$FeSO_4 \cdot 7H_2O$（s）、$KMnO_4$（0.01mol/L）、$FeCl_3$（0.1mol/L）、Na_2S（0.1mol/L）、$Na_2S_2O_3$（0.1mol/L）、$AgNO_3$（0.1mol/L）、KI（0.1mol/L）、$NaNO_2$（1mol/L、0.1mol/L）、NH_4Cl（0.1mol/L）、KNO_3（0.1mol/L）。

其他试剂：碘水（0.01mol/L）、淀粉溶液、CCl_4、$Pb(Ac)_2$ 试纸、红及蓝石蕊试纸。

四、实验步骤

1. H_2S 的还原性和 S^{2-} 的鉴定

（1）H_2S 的还原性

① 在 5 滴 0.01mol/L $KMnO_4$ 中，加入数滴 2mol/L H_2SO_4 酸化后，再加入 1mL 硫化氢饱和水溶液，观察现象，写出反应式。

② 在 5 滴 0.1mol/L $FeCl_3$ 中，加入 1mL 硫化氢饱和水溶液，观察现象，写出反应式。

（2）S^{2-} 的鉴定

在试管中加入 5 滴 0.1mol/L Na_2S，再加入 5 滴 6mol/L HCl，在试管口上悬以湿 $Pb(Ac)_2$ 试纸，试纸变黑（为什么？）表示有 S^{2-} 存在。

2. H_2SO_3 的性质

① 用蓝石蕊试纸检验 SO_2 饱和水溶液。

② 在 10 滴 0.01mol/L 碘水中，加入 1 滴淀粉溶液，然后再加入 SO_2 饱和水溶液。

③ 在 10 滴 H_2S 饱和水溶液中，滴加 SO_2 饱和水溶液。

根据以上实验结果，写出反应方程式，并总结 H_2SO_3 的性质。

3. 硫代硫酸及其盐的性质和 $S_2O_3^{2-}$ 的鉴定

（1）硫代硫酸及其盐的性质

① 在 10 滴 0.1mol/L $Na_2S_2O_3$ 溶液中，加入 10 滴 2mol/L HCl，片刻后，观察溶液是否变混浊，有无 SO_2 的气味，写出反应方程式。

② 在 10 滴碘水中，逐滴加入 0.1mol/L $Na_2S_2O_3$，观察碘水颜色是否褪去，写出反应方程式。根据以上实验结果，说明 $H_2S_2O_3$ 和 $Na_2S_2O_3$ 有什么性质。

（2）$S_2O_3^{2-}$ 的鉴定

在点滴板上滴 2 滴 0.1mol/L $Na_2S_2O_3$，逐滴加入 0.1mol/L $AgNO_3$，直至产生白色沉淀，观察沉淀颜色的变化（白→黄→棕→黑），利用 $Ag_2S_2O_3$ 分解时颜色的变化可以鉴定 $S_2O_3^{2-}$ 存在。

4．亚硝酸和亚硝酸盐的性质

（1）亚硝酸的生成和性质

在试管中加入 10 滴 1mol/L $NaNO_2$（如果室温较高，可放在冰水中冷却），然后滴入浓 H_2SO_4，观察溶液的颜色和液面上液体的颜色，写出反应方程式。

（2）亚硝酸盐的氧化性和还原性

① 在 0.1mol/L $NaNO_2$ 中加入 0.1mol/L KI，观察现象，然后用 2mol/L H_2SO_4 酸化，观察现象，并用 CCl_4 验证是否有 I_2 产生，写出反应方程式。

② 在 0.01mol/L $KMnO_4$ 中加入 0.1mol/L $NaNO_2$，观察紫红色是否褪去，然后用 2mol/L H_2SO_4 酸化，观察现象，写出反应方程式。

（3）NO_2^- 的鉴定

滴 10 滴 0.1mol/L $NaNO_2$ 于试管中，加入数滴 2mol/L HAc 酸化，再加入 1～2 小粒硫酸亚铁晶体，如有棕色出现，证明有 NO_2^- 存在。

5．NO_3^- 的鉴定

取约 1mL 0.1mol/L KNO_3 于试管中，加入 1～2 小粒硫酸亚铁晶体，振荡，溶解后，将试管斜持，沿试管壁慢慢滴加约 1mL 浓 H_2SO_4，观察浓 H_2SO_4 与溶液交界面有无棕色环出现。

6．NH_4^+ 的鉴定

用 0.1mol/L NH_4Cl 溶液、2mol/L NaOH 溶液和红色石蕊试纸用气室法鉴定 NH_4^+，观察现象，写出反应方程式。

五、思考题

① 本实验是怎样检验硫代硫酸及其盐的主要性质的？又怎样检验亚硫酸及其盐的主要性质？

② 为什么 $NaNO_2$ 与 KI 的反应要在酸性介质中进行？在 $Na_2S_2O_3$ 与 I_2 的反应中，能不能加酸？为什么？

③ 怎样鉴定 S^{2-}、$S_2O_3^{2-}$、NH_4^+、NO_2^-、NO_3^-？

实验十六 铬、锰及其化合物

一、实验目的

① 了解铬和锰的各种重要价态化合物的生成和性质。

② 了解铬和锰各种价态之间的转化。

③ 掌握铬和锰化合物的氧化还原性以及介质对氧化还原反应的影响。

二、实验原理

铬和锰分别为周期表中ⅥB和ⅦB族元素，它们都有可变的氧化值。铬的常见氧化值有+3、+6，锰的常见氧化值有+2、+4、+6、+7。

+3价铬盐容易水解，其氢氧化物呈两性，碱性溶液中的+3价铬（以 CrO_2^- 形式存在）易被强氧化剂如 Na_2O_2 或 H_2O_2 氧化为黄色的铬酸盐。

$$2CrO_2^- + 3H_2O_2 + 2OH^- = 2CrO_4^{2-} + 4H_2O$$

铬酸盐和重铬酸盐中的铬的氧化值相同，均为+6，它们的水溶液中存在着下列平衡：

$$2CrO_4^{2-} + 2H^+ \rightleftharpoons Cr_2O_7^{2-} + H_2O$$

上述平衡在酸性介质中向右移动，在碱性介质中向左移动。

重铬酸盐是强氧化剂，易被还原成+3价铬（+3价铬离子溶液为绿色或蓝色）。

+2价锰的 $Mn(OH)_2$ 为白色碱性氢氧化物，但在空气中易被氧化，逐渐变成棕色 MnO_2 的水合物 $[MnO(OH)_2]$。

在中性溶液中，MnO_4^- 与 Mn^{2+} 可以反应而生成棕色的 MnO_2 沉淀：

$$2MnO_4^- + 3Mn^{2+} + 2H_2O = 5MnO_2 \downarrow + 4H^+$$

在强碱性溶液中，MnO_4^- 与 MnO_2 可以生成绿色的+6价锰的 MnO_4^{2-}：

$$2MnO_4^- + MnO_2 + 4OH^- = 3MnO_4^{2-} + 2H_2O$$

MnO_4^- 是一种强氧化剂，它的还原产物随介质的不同而不同：在酸性介质中，被还原成 Mn^{2+}，溶液变为近似无色；在中性介质中，被还原成棕色 MnO_2 沉淀；在碱性介质中，被还原成 MnO_4^{2-}，溶液为绿色。

在硝酸溶液中，Mn^{2+} 可以被 $NaBiO_3$ 氧化为紫红色的 MnO_4^-，这个反应常用来鉴别 Mn^{2+}。

$$5NaBiO_3 + 2Mn^{2+} + 14H^+ = 2MnO_4^- + 5Bi^{3+} + 5Na^+ + 7H_2O$$

三、仪器与试剂

仪器：电加热器、普通试管、烧杯、量筒、胶头滴管。

酸：HAc（2mol/L）、HNO₃（6mol/L）、HCl（0.1mol/L）、H₂SO₄（1mol/L、0.1mol/L）。

碱：NaOH(0.1mol/L、2mol/L)。

盐：CrCl₃（0.1mol/L）、K₂Cr₂O₇（0.1mol/L）、Na₂SO₃（0.1mol/L）、Pb(NO₃)₂（0.1mol/L）、KMnO₄（0.01mol/L）、NaBiO₃（s）、MnSO₄（0.1mol/L、0.002mol/L）。

其他：pH试纸、H₂O₂（3％）。

四、实验步骤

1. 铬

（1）氢氧化铬的制备和性质

用 CrCl₃ 和 NaOH 制备氢氧化铬沉淀，观察沉淀的颜色，用实验证明氢氧化铬是否两性（分别向两份沉淀中加入 0.1mol/L NaOH 和 HCl 各 2～3 滴至沉淀溶解，观察溶液颜色），并写出反应方程式。

（2）+3 价铬的还原性

0.1mol/L CrCl₃ 5 滴和过量 NaOH 生成 CrO_2^- 后再加入 2 滴 3％的 H₂O₂ 溶液，加热，观察溶液颜色的变化，解释现象，并写出每一步反应方程式。

将上述溶液用 2mol/L HAc 酸化至溶液 pH 为 6，加入 1 滴 0.1mol/L Pb(NO₃)₂ 溶液，即有亮黄色的 PbCrO₄ 沉淀生成，写出反应方程式，此反应常用作 Cr^{3+} 的鉴定反应。

（3）+6 价铬的氧化性

向 0.1mol/L K₂Cr₂O₇ 溶液中加入 5 滴 0.1mol/L H₂SO₄ 酸化，再加入 15 滴 0.1mol/L Na₂SO₃ 溶液，观察溶液颜色的变化，验证 K₂Cr₂O₇ 在酸性溶液中的氧化性，写出反应方程式。

（4）铬酸盐和重铬酸盐的相互转化

在 5 滴 0.1mol/L K₂Cr₂O₇ 溶液中滴入 4 滴 2mol/L NaOH 观察溶液颜色变化，再继续滴入 10 滴 1mol/L H₂SO₄ 酸化，观察溶液颜色变化，解释现象，并写出反应方程式。

2. 锰

（1）Mn^{2+} 氢氧化物的制备和还原性

在 1 支试管中加入 10 滴 0.1mol/L MnSO₄ 溶液，再加入 5 滴 2mol/L NaOH 溶液，观察沉淀的生成，试管在空气中摇荡，观察沉淀颜色的变化并解释。

（2）+4 价 Mn 化合物的生成

在 10 滴 0.01mol/L KMnO₄ 溶液中滴加 2 滴 0.1mol/L MnSO₄ 溶液，观察棕色沉淀的生成，写出反应方程式。

（3）Mn^{2+} 的鉴定

取 5 滴 0.002mol/L MnSO₄ 溶液加入试管中，加入 10 滴 6mol/L HNO₃，然后加入少量 NaBiO₃ 固体，微热，振荡，静置。上层清液呈紫红色表示有 Mn^{2+} 存在。

五、思考题

① 总结铬的各种氧化态之间相互转化的条件，注明反应在何种介质中进行，何者是氧化剂，何者是还原剂。

② 绘出表示锰的各种氧化态之间相互转化的示意图，注明反应在何种介质中进行，何者是氧化剂，何者是还原剂。

③ 你所用过的试剂中，有几种可以将 Mn^{2+} 氧化为 MnO_4^-？在 $Mn^{2+} \longrightarrow MnO_4^-$ 的反应中，为什么要控制 Mn^{2+} 的量？

实验十七　铁、钴、镍及其化合物

一、实验目的

① 实验并掌握铁、钴、镍的氢氧化物的生成和氧化还原稳定性。

② 实验并掌握铁、钴、镍的配位化合物的生成。

③ 掌握 Fe^{3+}、Co^{2+}、Ni^{2+} 的鉴定反应。

二、实验原理

铁、钴、镍是周期系第Ⅷ族元素第一个三元素组，它们的原子最外层电子数都是 2 个，次外层电子尚未满足，因此显示可变的化合物价，它们的性质彼此相似。

铁、钴、镍的氢氧化物显碱性，它们有不同的颜色，$Fe(OH)_2$ 呈白色，$Co(OH)_2$ 呈粉红色，$Ni(OH)_2$ 呈苹果绿色。它们被 O_2、H_2O_2 等氧化剂氧化的情况按 $Fe(OH)_2 \rightarrow Co(OH)_2 \rightarrow Ni(OH)_2$ 的顺序由易到难，如空气中的氧可使 $Fe(OH)_2$ 迅速转变成棕红色的 $Fe(OH)_3$（有从泥黄色到红棕色的各种中间产物）。$Co(OH)_2$ 则缓慢地被氧化成褐色的 $Co(OH)_3$，$Ni(OH)_2$ 与氧则不起作用。

铁、钴、镍都能生成不溶于水的 +3 价氧化物和相应的氢氧化物，$Fe(OH)_3$ 和酸生成 +3 价的铁盐，而 $Co(OH)_3$ 和 $Ni(OH)_3$ 与盐酸反应时，不能生成相应的 +3 价盐，因为它们的 +3 价盐极不稳定，很易分解成为 +2 价盐，并放出氯气，显示出强氧化性。

+2 价和 +3 价的铁盐在溶液中易水解。+2 价铁离子是还原剂，而 +3 价铁离子是弱的氧化剂。铁、钴、镍的盐大部分是有颜色的。在水溶液中，Fe^{2+} 呈浅绿色，Co^{2+} 呈粉红色，Ni^{2+} 呈亮绿色。

铁能生成很多配位化合物，其中常用的有亚铁氰化钾 $K_4[Fe(CN)_6]$ 和铁氰化钾 $K_3[Fe(CN)_6]$，钴和镍亦能生成配位化合物，如 $[Co(NH_3)_6]Cl_3$、$K_3[Co(NO_2)_6]$ 和 $[Ni(NH_3)_6]SO_4$ 等。

+2 价 Co 的配合物不稳定，易被氧化为 +3 价 Co 的配位化合物，而 Ni 的配位化合物则以 +2 价的稳定。

三、仪器与试剂

仪器：试管、滴管、酒精灯。

酸：H_2SO_4（2mol/L）、HCl（浓）。

碱：NaOH（2mol/L）、氨水（6mol/L、2mol/L）。

盐：$CoCl_2$（0.1mol/L、0.5mol/L）、$NiSO_4$（0.1mol/L、0.5mol/L）、NH_4Cl（1mol/L）、NH_4F（4mol/L）、KSCN(s)、$FeSO_4 \cdot 7H_2O$(s)。

其他试剂：H_2O_2（3%）、溴水、淀粉液、丙酮、二乙酰二肟（1%酒精溶液）、KI

淀粉试纸。

四、实验步骤

1. 铁、钴、镍的氢氧化物的制备和性质

(1) $Fe(OH)_2$ 的制备和还原性，$Fe(OH)_3$ 的性质

在试管中加 2mL 蒸馏水和 1～2 滴 2mol/L H_2SO_4 酸化，煮沸片刻（为什么?），然后再向其中溶解几粒 $FeSO_4 \cdot 7H_2O$ 晶体（配成 $FeSO_4$ 溶液），同时在另一支试管中煮沸 1mL 2mol/L NaOH 溶液，迅速用吸管吸入 NaOH 溶液，并将吸管插入到 $FeSO_4$ 溶液底部，慢慢放出 NaOH 溶液（注意避免搅动溶液而带入空气），不摇动试管，观察开始生成近乎白色的 $Fe(OH)_2$ 沉淀。然后再边摇边观察沉淀颜色的变化，写出 $Fe(OH)_2$ 在空气中被氧化的反应式。

向含有 $Fe(OH)_3$ 的试管中加入几滴浓盐酸，观察沉淀溶解。

(2) $Co(OH)_2$ 的制备，$Co(OH)_3$ 的制备和氧化性

将少量 0.1mol/L $CoCl_2$ 溶液加热至沸，然后逐滴滴加 2mol/L NaOH 溶液，观察粉红色沉淀生成。再滴加 3% H_2O_2 到 $Co(OH)_2$ 沉淀上，观察棕色 $Co(OH)_3$ 沉淀生成。在试管中加少量浓盐酸，加热，用湿润的 KI 淀粉试纸检查逸出的气体。解释现象，写出有关反应式。

(3) $Ni(OH)_2$ 的制备，$Ni(OH)_3$ 的制备和氧化性

向少量 0.1mol/L $NiSO_4$ 溶液中滴加 2mol/L 的 NaOH 溶液，观察果绿色的 $Ni(OH)_2$ 沉淀的生成。向试管中边滴加溴水（或新制的氯水），边观察黑色的 $Ni(OH)_3$ 沉淀生成。在试管中加几滴浓盐酸，加热，用湿润的 KI 淀粉试纸检查逸出的气体。解释现象，写出有关反应式。

2. 钴、镍的配位化合物

(1) 钴的配位化合物及其鉴定

① 在 0.5mol/L $CoCl_2$ 溶液中，滴加 6mol/L 氨水，观察沉淀的颜色，再加入几滴 1mol/L NH_4Cl 溶液和过量的 6mol/L 氨水至沉淀溶解，观察 $[Co(NH_3)_6]Cl_3$ 溶液颜色。写出各步反应的化学方程式。

② 在试管中加入少量 0.1mol/L $CoCl_2$ 溶液，加入少量固体 KSCN，再加几滴丙酮，摇匀，观察现象，解释并写出反应方程式（这个反应用来鉴定 Co^{2+}，但如混有 Fe^{3+} 时，则需加入 NH_4F 溶液，使生成无色的 $[FeF_6]^{3-}$ 以消除其干扰）。

(2) 镍的配位化合物及其鉴定

① 在 0.5mol/L $NiSO_4$ 溶液中，滴加 6mol/L 氨水，微热，观察沉淀的颜色，再加入几滴 1mol/L NH_4Cl 溶液和过量的 6mol/L 氨水，观察沉淀的溶解和溶液的颜色，写出反应方程式。

② 在少量 0.1mol/L $NiSO_4$ 溶液中，加入数滴 2mol/L 氨水，再加入 1 滴 1% 二乙酰二肟，观察现象（这个反应用来鉴定 Ni^{2+}）。

五、思考题

① 如何制备＋2价和＋3价铁、钴、镍的氢氧化物？本实验检验它们的哪些性质？

② 在碱性介质中，氯水（或溴水）能把＋2价钴氧化成＋3价钴，而在酸性介质中，＋3价钴又能把氯离子氧化成氯气，二者有无矛盾？为什么？

③ 铁、钴、镍能否与 $NH_3 \cdot H_2O$ 生成＋2价和＋3价的氨配合物？

④ 怎样鉴定 Fe^{3+}、Co^{2+}、Ni^{2+}？

实验十八　铜、锌及其化合物

一、实验目的

① 了解铜、锌的氢氧化物的生成和酸碱性。

② 了解铜、锌的氨配合物的生成。

③ 了解铜（Ⅱ）的氧化性。

④ 掌握 Cu^{2+} 的鉴定方法。

二、实验原理

铜、锌是第四周期的 ds 区元素，它们的价电子构型分别为 $3d^{10}4s^1$、$3d^{10}4s^2$。铜的氧化值通常为 +2，但也有 +1；而锌的氧化值则为 +2。

Cu^{2+}、Zn^{2+} 与碱作用分别生成 $Cu(OH)_2$（浅蓝色沉淀）和 $Zn(OH)_2$（白色沉淀）。$Cu(OH)_2$ 两性偏碱性，在浓 NaOH 溶液中形成亮蓝色 $[Cu(OH)_4]^{2-}$ 配离子；而 $Zn(OH)_2$ 具有两性，在 NaOH 溶液中形成无色 $[Zn(OH)_4]^{2-}$ 配离子。

铜、锌的盐与氨水作用时，先生成沉淀（注意：生成的是不同类型的沉淀物！），后溶解而生成氨配合物，例如：

$$2Cu^{2+}+SO_4^{2-}+2NH_3 \cdot H_2O(适量)=\!=\!=\!=Cu_2(OH)_2SO_4\downarrow +2NH_4^+$$
（蓝色）

$$Cu_2(OH)_2SO_4(s)+8NH_3 \cdot H_2O(过量)=\!=\!=\!=2[Cu(NH_3)_4]^{2+}+SO_4^{2-}+2OH^-+8H_2O$$
（深蓝色）

$$Zn^{2+}+2NH_3 \cdot H_2O(适量)=\!=\!=\!=Zn(OH)_2\downarrow +2NH_4^+$$

$$Zn(OH)_2(s)+4NH_3 \cdot H_2O(过量)=\!=\!=\!=[Zn(NH_3)_4]^{2+}+4H_2O+2OH^-$$
（无色）

Cu^{2+} 具有氧化性，与 I^- 反应时，不是生成 CuI_2，而是生成白色的 CuI 沉淀：

$$2Cu^{2+}+4I^-=\!=\!=\!=2CuI\downarrow +I_2$$

将 $CuCl_2$ 溶液与铜屑混合，加入浓 HCl，加热，可得泥黄色配离子 $[CuCl_2]^-$ 的溶液，将这种溶液稀释可得到白色的 CuCl 沉淀：

$$Cu^{2+}+Cu+4Cl^-=\!=\!=\!=2[CuCl_2]^-$$

$$[CuCl_2]^- =\!=\!=\!= CuCl\downarrow +Cl^-$$

Cu^{2+} 能与 $K_4[Fe(CN)_6]$ 溶液反应生成红棕色 $Cu_2[Fe(CN)_6]$ 沉淀：

$$2Cu^{2+}+[Fe(CN)_6]^{4-}=\!=\!=\!=Cu_2[Fe(CN)_6]\downarrow$$

这个反应用来鉴定 Cu^{2+}。Fe^{3+} 的存在也能与 $K_4[Fe(CN)_6]$ 溶液反应生成蓝色沉淀并干扰 Cu^{2+} 的鉴定。为消除 Fe^{3+} 的干扰，可先加入 NH_4F 溶液，使之生成无色的 $[FeF_6]^{3-}$，再加入 $K_4[Fe(CN)_6]$ 溶液即可得红棕色沉淀。

三、仪器与试剂

仪器：试管、试管夹、烧杯（100mL）、滴管、玻璃棒、点滴板、酒精灯。

药品：HCl（2mol/L、浓）、H_2SO_4（2mol/L）；NaOH（2mol/L、6mol/L）、$NH_3 \cdot H_2O$（2mol/L、6mol/L）；$CuSO_4$（0.1mol/L）、$CuCl_2$（1mol/L）、$ZnSO_4$（0.1mol/L）；KI（0.1mol/L）、$Na_2S_2O_3$（0.1mol/L）、$K_4[Fe(CN)_6]$（0.1mol/L）；铜屑。

四、实验步骤

1. 铜、锌氢氧化物的生成和酸碱性

分别检验 0.1mol/L 的 $CuSO_4$、$ZnSO_4$ 溶液与 2mol/L NaOH 溶液的作用，观察所得沉淀的颜色和形状，将沉淀分为两份，分别检验它们与酸、碱的作用，并将实验结果填入表 2-9。

表 2-9　铜、锌氢氧化物结果记录

现象及产物 溶液	加入适量碱使 沉淀生成（两份）		一份加过量碱检验 沉淀物的酸性		另一份加酸检验 沉淀物的碱性	
	现象	主要 产物	现象	主要 产物	现象	主要 产物
0.1mol/L $CuSO_4$，5滴						
0.1mol/L $ZnSO_4$，5滴						

根据实验结果，给出 $Cu(OH)_2$ 和 $Zn(OH)_2$ 的酸碱性。

2. Cu^{2+}、Zn^{2+} 与氨水的反应

分别试验 0.1mol/L 的 $CuSO_4$、$ZnSO_4$ 溶液与适量氨水和过量 $NH_3 \cdot H_2O$ 的作用，并将实验结果填入表 2-10。

表 2-10　铜、锌沉淀记录

现象及产物 溶液	加入适量氨水 至沉淀产生		继续加入过量氨水 至沉淀溶解	
	现象	主要产物	现象	主要产物
0.1mol/L $CuSO_4$，5滴				
0.1mol/L $ZnSO_4$，5滴				

3. Cu（Ⅱ）化合物的氧化性

（1）$[CuCl_2]^-$ 和 CuCl 的生成

取 10 滴 $CuCl_2$（1mol/L）溶液于试管中，加入 10 滴浓 HCl，再加入少量铜屑，加热至溶液呈泥黄色。将该溶液倒入盛有 50mL 水的烧杯中，观察白色沉淀的生成，写出相应的反应方程式。

（2）CuI 的生成

取 $CuSO_4$（0.1mol/L）溶液 10 滴于试管中，加入 KI（0.1mol/L）溶液，观察实验现象。再加入 $Na_2S_2O_3$（0.1mol/L）溶液，以除去生成的碘，观察 CuI 沉淀的颜色。写出相应的反应方程式。

4. Cu^{2+} 的鉴定

在点滴板上滴入 $CuSO_4$（0.1mol/L）溶液和 $K_4[Fe(CN)_6]$（0.1mol/L）溶液各 2

滴，观察红棕色沉淀的生成，表示有 Cu^{2+} 存在。

五、思考题

① 怎样检验氢氧化物的酸碱性？

② $CuSO_4$ 溶液与适量氨水作用时，生成的沉淀是什么物质？此沉淀溶于过量氨水后生成的产物是什么？写出相应的反应方程式。

③ 试根据 $E^{\ominus}(Cu^+/Cu)=0.52V$、$K_f^{\ominus}([CuCl_2]^-)=6.9\times10^4$，计算 $E^{\ominus}([CuCl_2]^-/Cu)$，并说明为什么 Cu^{2+} 与 Cu 在浓 HCl 介质中能发生反歧化反应。

已知：$E^{\ominus}(Cu^{2+}/[CuCl_2]^-)=0.45V$。

④ 根据 $K_{sp}^{\ominus}(CuI)=1.1\times10^{-12}$、$E^{\ominus}(Cu^{2+}/Cu^+)=0.16V$，计算 $E^{\ominus}(Cu^{2+}/CuI)$，并说明 Cu^{2+} 能氧化 I^- 的原因。已知：$E^{\ominus}(I_2/I^-)=0.53V$。

⑤ 怎样分离和鉴定混合离子：Cr^{3+}、Ba^{2+}、NH_4^+、Ni^{2+}？

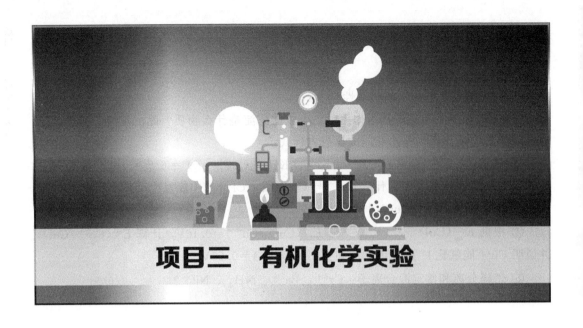

项目三　有机化学实验

实验十九　有机化学实验基本知识

一、有机化学实验常用的玻璃仪器

玻璃仪器一般是由软质或硬质玻璃制作而成的。软质玻璃耐温、耐腐蚀性较差，但是价格便宜，因此，一般用它制作的仪器均不耐温，如普通漏斗、量筒、吸滤瓶、干燥器等。硬质玻璃具有较好的耐温和耐腐蚀性，制成的仪器可在温度变化较大的情况下使用，如烧瓶、烧杯、冷凝管等。

玻璃仪器一般分为普通和标准磨口两种。在实验室常用的普通玻璃仪器有非磨口锥形瓶、烧杯、布氏漏斗、吸滤瓶、普通漏斗、量筒等，见图 3-1。常用标准磨口玻璃仪器有磨口锥形瓶、圆底烧瓶、三口烧瓶、蒸馏头、冷凝管、接收管等，见图 3-2。

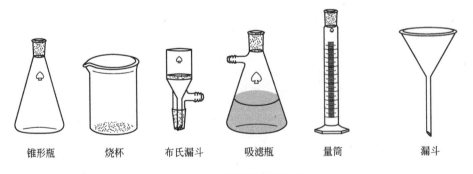

| 锥形瓶 | 烧杯 | 布氏漏斗 | 吸滤瓶 | 量筒 | 漏斗 |

图 3-1　常用普通玻璃仪器

标准磨口玻璃仪器是具有标准磨口或磨塞的玻璃仪器。由于口塞尺寸的标准化、系统化，磨砂密合，凡属于同类规格的接口，均可任意互换，各部件能组装成各种配套仪

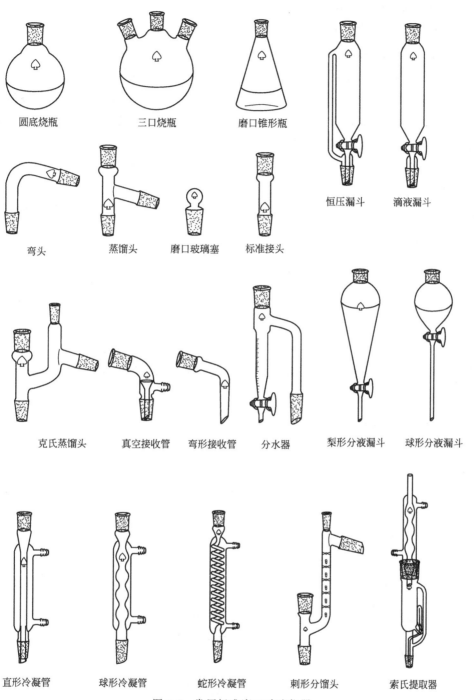

圆底烧瓶	三口烧瓶	磨口锥形瓶

恒压漏斗	滴液漏斗

弯头	蒸馏头	磨口玻璃塞	标准接头

克氏蒸馏头	真空接收管	弯形接收管	分水器	梨形分液漏斗	球形分液漏斗

直形冷凝管	球形冷凝管	蛇形冷凝管	刺形分馏头	索氏提取器

图 3-2　常用标准磨口玻璃仪器

　　器。当不同类型规格的部件无法直接组装时，可使用变接头使之连接起来。使用标准磨口玻璃仪器既可免去配塞子的麻烦手续，又能避免反应物或产物被塞子沾污的危险；口塞磨砂性能良好，使密合性可达较高真空度，对蒸馏尤其减压蒸馏有利，对于毒物或挥发性液体的实验较为安全。

　　学生使用的常量仪器一般是刺形分馏头，半微量实验中采用的是梨形分液漏斗。使用磨口仪器时应注意以下几点：

① 使用时，应轻拿轻放。

② 不能用明火直接加热玻璃仪器（试管除外），加热时应垫以石棉网。

③ 不能用高温加热不耐热的玻璃仪器，如吸滤瓶、普通漏斗、量筒。

④ 玻璃仪器使用完后应及时清洗，特别是标准磨口仪器放置时间太久，容易黏结在一起，很难拆开。如果发生此情况，可用热水煮黏结处或用电吹风吹磨口处，使其膨胀而脱落，还可用木槌轻轻敲打黏结处。

⑤ 带旋塞或具塞的仪器清洗后，应在塞子和磨口的接触处夹放纸片或抹凡士林，以防黏结。

⑥ 标准磨口仪器磨口处要干净，不得粘有固体物质。清洗时，应避免用去污粉擦洗磨口，否则，会使磨口连接不紧密，甚至会损坏磨口。

⑦ 安装仪器时，应做到横平竖直，磨口连接处不应受歪斜的应力，以免仪器破裂。

⑧ 一般使用时，磨口处无须涂润滑剂，以免粘有反应物或产物。但是反应中使用强碱时，则要涂润滑剂，以免磨口连接处因碱腐蚀而黏结在一起，无法拆开。当减压蒸馏时，应在磨口连接处涂润滑剂，保证装置密封性好。

⑨ 使用温度计时，应注意不要用冷水冲洗热的温度计，以免炸裂，尤其是水银球部位，应冷却至室温后再冲洗。不能用温度计搅拌液体或固体物质，以免损坏后，汞或其他有机液体不好处理。

二、有机化学实验常用装置

有机化学实验中常见的实验装置如图 3-3～图 3-9 所示。

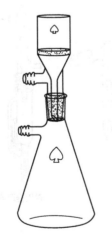
图 3-3 减压过滤装置

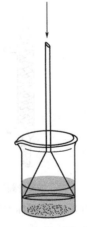
图 3-4 气体吸收装置

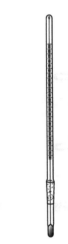
图 3-5 温度计及套管

三、仪器的选择、装配与拆卸

有机化学实验的各种反应装置都是由一件件玻璃仪器组装而成的，实验中应根据实验要求选择合适的仪器。一般选择仪器的原则如下。

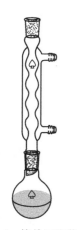

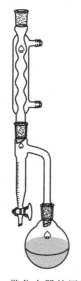

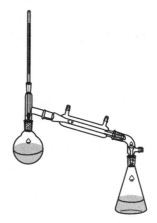

图 3-6 简单回流装置　　图 3-7 带分水器的回流装置　　图 3-8 普通蒸馏装置

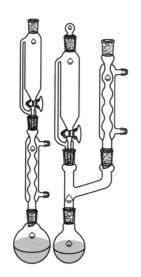

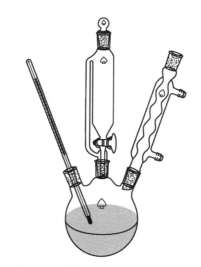

图 3-9 带有滴加装置的回流装置

（1）烧瓶的选择

根据液体的体积而定，一般液体的体积应占容器体积的 1/3～1/2，也就是说烧瓶容积的大小应是液体体积的 1.5 倍。进行水蒸气蒸馏和减压蒸馏时，液体体积不应超过烧瓶容积的 1/3。

（2）冷凝管的选择

一般情况下回流用球形冷凝管，蒸馏用直形冷凝管。但是当蒸馏温度超过 140℃ 时应改用空气冷凝管，以防温差较大时，由于仪器受热不均匀而造成冷凝管断裂。

（3）温度计的选择

实验室一般备有 150℃ 和 300℃ 两种温度计，根据所测温度可选用不同的温度计。一般选用的温度计要高于被测温度 10～20℃。

有机化学实验中仪器装配得正确与否，与实验的成败有很大关系。

首先，在装配一套装置时，所选用的玻璃仪器和配件都要干净。否则，会影响到产物的产量和质量。

其次，所选用的器材要恰当。例如，在需要加热的实验中，如需选用圆底烧瓶时，应选用质量好的，其容积大小，应为所盛反应物占其容积的 1/2 左右，最多也应不超过 2/3。

再次，安装仪器时，应选好主要仪器的位置，要先下后上，先左后右，逐个将仪器边固定边组装。拆卸的顺序则与组装相反。拆卸前，应先停止加热，移走加热源，待稍微冷却后，先取下产物，然后再逐个拆掉。拆冷凝管时注意不要将水洒到电热套上。

总之，仪器装配要求做到严密、正确、整齐和稳妥。在常压下进行反应的装置，应与大气相通。铁夹的双钳内侧贴有橡胶或绒布，或缠上石棉绳、布条等。否则，容易将仪器损坏。

使用玻璃仪器时，最基本的原则是切忌对玻璃仪器的任何部分施加过度的压力或使其歪扭，实验装置的马虎不仅看上去使人感觉不舒服，而且也是潜在的危险。因为扭歪的玻璃仪器在加热时会破裂，有时甚至在放置时也会崩裂。

实验二十 萃取与洗涤

一、实验目的

① 学习萃取法的原理和操作方法。
② 掌握分液漏斗的使用。

二、实验原理

萃取是利用物质在两种不互溶（或微溶）溶剂中溶解度或分配比的不同来达到分离、提取或纯化目的的一种操作。萃取是有机化学实训中用来提取或纯化有机化合物的常用方法之一。应用萃取可以从固体或液体混合物中提取出所需物质，也可以用来洗去混合物中的少量杂质。通常称前者为"抽取"或"萃取"，后者为"洗涤"。

1. 仪器的选择

液体萃取最通常使用的仪器是分液漏斗，分液漏斗有球形和梨形（图 3-10），漏斗越长，振摇后两相分层所需时间越长。由于整个分液漏斗呈圆筒状，细而长，因此，不会因液体量少而看不到液层，有利于两相明显地分出有一定厚度的层次，便于操作。分液漏斗的规格有 50mL、100mL、150mL、250mL，一般选择较被萃取液体积大 1～2 倍的分液漏斗。

2. 萃取溶剂的选择

实验室常用的有机溶剂有石油醚、氯仿、乙醚、乙酸乙酯、正丁醇等。萃取溶剂的选择应根据被萃取化合物的溶解度而定，同时要易于和溶质分开，最好用低沸点溶剂。如果是从水提液中

图 3-10 球形分液漏斗和梨形分液漏斗

分离亲脂性成分，一般多用石油醚、苯、氯仿或乙醇等与水相进行两相萃取；如果是亲脂性较弱的有效成分，则应该用亲脂性较弱的有机溶剂，如乙酸乙酯、正丁醇等。每次使用萃取溶剂的体积一般是被萃取液体的 1/5～1/3，二者的总体积不应超过分液漏斗总体积的 2/3。

3. 分液漏斗的使用

可将分液漏斗放在铁环上或者在漏斗颈上配一塞子，然后用单爪夹夹住固定好分液漏斗并调整在适当高度。装配时要注意在活塞上涂好凡士林，塞后旋转数圈，使凡士林均匀分布，再用小橡皮圈套住活塞尾部的小槽，防止活塞滑脱。关好活塞，装入待萃取物和萃取溶剂。塞好塞子，旋紧。先用右手指末节将漏斗上端玻璃塞顶住，再用大拇指及食指和中指握住漏斗，用左手的食指和中指蜷握在活塞的柄上，上下轻轻振摇分液漏斗（图 3-11），使两相之间充分接触，以提高萃取效率。每振摇几次后，就要将漏斗尾部向上倾斜（朝无人

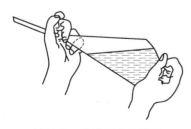

图 3-11 分液漏斗的振摇

处）打开活塞放气，以解除漏斗中的压力。如此重复至放气时只有很小压力后，再振摇2～3min，静置，待两相完全分开后，打开上面的玻璃塞，再将活塞缓缓旋开，下层液体自活塞放出，然后将上层液体从分液漏斗上口倒出。要避免猛烈振摇，以免发生乳化而影响分层。若已形成乳化，可分出乳化层，再用新的溶剂萃取。

三、仪器与试剂

仪器：烧杯、试管、坩埚、坩埚钳、铁架台、三脚架、泥三角、玻璃棒、酒精灯、量筒、胶头滴管、托盘天平、刷子、分液漏斗、滤纸、布氏漏斗、吸滤瓶、火柴、剪刀。

试剂：干海带、H_2O_2 溶液（3%）、H_2SO_4（3mol/L）、酒精、淀粉溶液、CCl_4。

四、操作步骤

① 用托盘天平称取 15g 干海带，用刷子把干海带表面的附着物刷净（不要用水洗）。将海带剪碎，用酒精润湿后，放在坩埚中，置于三脚架上的泥三角上。

② 用酒精灯灼烧盛有海带的坩埚，至海带完全成灰，停止加热，冷却。

③ 将海带灰转移到小烧杯中，再向烧杯中加入 20mL 蒸馏水，用玻璃棒充分搅拌，煮沸 2～3min，使可溶物溶解，减压过滤。

④ 向滤液中滴入几滴硫酸，再加入约 1mL H_2O_2 溶液，观察现象。

⑤ 取少量上述滤液，滴加几滴淀粉溶液，观察现象。

⑥ 将剩余的滤液转移至分液漏斗中，加入适量 CCl_4，振荡，静置，观察现象。

五、注意事项

① 使用低沸点易燃溶剂进行萃取操作时，应熄灭附近的明火。

② 每次使用萃取溶剂的体积一般是被萃取液体的 1/5～1/3，两者的总体积不应超过分液漏斗总体积的 2/3。

六、思考题

① 萃取时，待萃取混合液和萃取溶剂的总体积与分液漏斗容积之间的关系如何？

② 分液时，上层液体是否可从漏斗下口放出？为什么？

③ 分液时，一时不知哪一层为萃取层，可用什么方法识别？

④ 在萃取过程中若产生乳化现象，应采取哪些措施？

实验二十一　重结晶提纯法

一、实验目的

① 学习重结晶法提纯固体有机化合物的原理和方法。

② 掌握抽滤、热过滤操作和菊花形滤纸的折叠方法。

二、实验原理

固体有机物在溶剂中的溶解度一般随温度的升高而增大。把固体有机物溶解在热的溶剂中使之饱和，冷却时由于溶解度降低，有机物又重新析出晶体。利用溶剂对被提纯物质及杂质的溶解度不同，使被提纯物质从过饱和溶液中析出，让杂质全部或大部分留在溶液中，从而达到提纯的目的。重结晶只适宜杂质含固体有机混合物的提纯。从反应粗产物直接重结晶是不适宜的，必须先采取其他方法，初步提纯量在5％以下的，然后再重结晶提纯。

重结晶的一般步骤：①选择合适的溶剂；②将待重结晶物质制成热的饱和溶液（若含有色杂质，需加脱色剂如活性炭脱色）；③趁热过滤，除去不溶性杂质；④冷却析出晶体；⑤抽滤，除去母液；⑥晶体的洗涤和干燥。

显然，选择合适的溶剂对于重结晶是最重要的一步。

三、仪器与试剂

仪器：循环水式真空泵、吸滤瓶、布氏漏斗、烧杯、电炉、石棉网、玻璃棒、滤纸、天平。

试剂：乙酰苯胺、活性炭。

四、实验步骤

1. 溶解

称取3g乙酰苯胺，放入250mL烧杯中，加入80mL水，加热至沸腾，若还未溶解可适量加入热水，搅拌，加热至沸腾。

2. 脱色

若溶液含有色杂质，要加活性炭脱色。待溶液稍冷后加活性炭（0.5～1.0g）于溶液中，煮沸5～10min。

3. 热过滤

方法一：用热水漏斗趁热过滤（预先加热漏斗，叠菊花滤纸，准备容器接收滤液）。若用有机溶剂，过滤时应先熄灭火焰或使用挡火板。菊花滤纸折叠方法见图3-12。

方法二：可把布氏漏斗预先烘热，然后便可趁热过滤，可避免晶体析出而损失。

上述两种方法在过滤时，应先用溶剂润湿滤纸，以免结晶析出而阻塞滤纸孔。

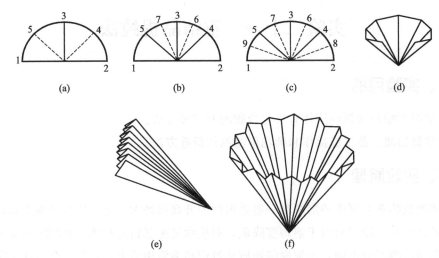

图 3-12　菊花滤纸的折叠方法

4. 结晶

滤液放置冷却，慢慢析出结晶，杂质则留在母液中；或杂质析出，被提纯的化合物留在母液中。

5. 抽滤，洗涤

采用循环水式真空泵、吸滤瓶和布氏漏斗抽滤。

五、注意事项

① 在热过滤时，整个操作过程要迅速，否则漏斗一凉，结晶在滤纸上和漏斗颈部析出，操作将无法进行。

② 洗涤用的溶剂量应尽量少，以避免晶体大量溶解损失。

③ 用活性炭脱色时，不要把活性炭加入正在沸腾的溶液中。

④ 滤纸不应大于布氏漏斗的底面。

⑤ 停止抽滤时先将吸滤瓶与抽滤泵间连接的橡胶管拆开，或者将安全瓶上的活塞打开与大气相通，再关闭泵，防止水倒流入吸滤瓶内。

六、思考题

① 简述重结晶过程及各步骤的目的。

② 加活性炭脱色应注意哪些问题？

③ 如何鉴定重结晶纯化后产物的纯度？

④ 用活性炭脱色为什么要待固体物质完全溶解后才能加入？为什么不能在溶液沸腾时加入活性炭？

⑤ 使用布氏漏斗过滤时，如果滤纸大于布氏漏斗瓷孔面时，有什么不好？

⑥ 停止抽滤时，如不先打开安全活塞就关闭水泵，会有什么现象产生？为什么？

⑦ 在布氏漏斗上用溶剂洗涤滤饼时应注意什么？

实验二十二 常压蒸馏与沸点测定

一、实验目的

① 熟悉常压蒸馏和常量法测定沸点的原理，了解蒸馏和测定沸点的意义。
② 掌握蒸馏和测定沸点的操作要领和方法。

二、实验原理

液体分子由于分子运动有从表面逸出的倾向，这种倾向随着温度的升高而增大，进而在液面上部形成蒸气。当分子由液体逸出的速度与分子由蒸气回到液体中的速度相等时，液面上的蒸气达到饱和，称为饱和蒸气。它对液面所施加的压力称为饱和蒸气压。实验证明，液体的蒸气压只与温度有关，即液体在一定温度下具有一定的蒸气压。当液体的蒸气压增大到与外界施于液面的总压力（通常是大气压力）相等时，就有大量气泡从液体内部逸出，即液体沸腾，这时的温度称为液体的沸点。

纯净的液体有机化合物在一定压力下具有一定的沸点（沸程 0.5~1.5℃）。利用这一点，我们可以测定纯液体有机物的沸点。但是具有固定沸点的液体不一定都是纯粹的化合物，因为某些有机化合物常和其他组分形成二元或三元共沸混合物，它们也有一定的沸点。

蒸馏是将液体有机物加热到沸腾状态，使液体变成蒸气，又将蒸气冷凝为液体的过程。通过蒸馏可除去不挥发性杂质，可分离沸点差大于 30℃ 的液体混合物，还可以测定纯液体有机物的沸点及定性检验液体有机物的纯度。

三、仪器与试剂

仪器：蒸馏瓶（100mL）、蒸馏头（长颈）、温度计（100℃）、直形冷凝管、尾接管、锥形瓶、量筒。

试剂：95％乙醇。

四、实验步骤

1. 加料

将 95％的乙醇 40mL 小心倒入蒸馏瓶中，不要使液体从支管流出，接好蒸馏头，塞好带温度计的塞子，注意温度计的位置。检查装置是否稳妥与气密性。

2. 加热

先打开冷凝水龙头，注意冷水自下而上，缓缓通入冷水，然后开始加热。当液体沸腾，蒸气到达水银球部位时，温度计读数急剧上升，调节热源，让水银球上液滴和蒸气温度达到平衡，使蒸馏速度以每秒 1~2 滴为宜。此时温度计读数就是馏出液的沸点。

3. 收集馏液

准备两个接收瓶，一个接收前馏分，另一个（需称重）接收所需馏分，并记下该馏分的沸程，即该馏分的第一滴和最后一滴时温度计的读数。在所需馏分蒸出后，温度计读数会突然下降，此时应停止蒸馏。即使杂质很少，也不要蒸干，以免蒸馏瓶破裂及发生其他意外事故。

4. 拆除蒸馏装置

蒸馏完毕，先应撤出热源，然后停止通水，最后拆除蒸馏装置（与安装顺序相反）。

五、数据记录

将数据记录在表 3-1 中。

表 3-1　乙醇沸点记录

馏液	第一滴	最后一滴	沸程
温度/℃			

六、思考题

① 什么叫沸点？液体的沸点和大气压有什么关系？

② 为什么蒸馏时最好控制馏出液的速度为每秒 1～2 滴？

实验二十三 微量法测有机化合物沸点

一、实验目的

掌握利用微量法测定沸点的操作方法。

二、实验原理

通常用蒸馏或分馏的方法来测定液体的沸点。但是若仅有少量试料（甚至少到几滴），用微量法测定可以得到较满意的结果。

三、仪器与试剂

仪器：试管。

试剂：无水乙醇、95％乙醇。

四、实验步骤

1. 沸点管的拉制

用破试管拉成内径约为 3mm 的细管，截取长 6～8cm 的一段，将其一端封闭（可在扁灯头上封管，管底要薄），作为装试料的外管。另取长约 8cm、内径约 1mm 的毛细管，制作一根内管。

2. 样品的填装

装试料时，把外管略微温热，迅速地把开口一端插入试料中，这样，就有少量液体吸入管内。将管直立，使液体流到管底，试料高度应为 6～8mm。也可用细滴管把样品装入外管里。将外管用橡皮圈或细铜丝固定在温度计上。像熔点测定时一样，把沸点管和温度计放入熔点测定装置内。

3. 沸点的测定方法

将热浴慢慢地加热，使温度均匀地上升。当温度比沸点稍高的时候，可以看到从内管中有一连串的小气泡不断地逸出。停止加热，让热浴慢慢冷却。当液体开始不冒气泡并且气泡将要缩入内管时的温度即为该液体的沸点，记录下这一温度。这时液体的蒸气压和外界大气压相等。

五、思考题

① 如果加热过猛，测定出来的沸点是否正确？

② 为什么把最后一个气泡刚欲缩回至内管的瞬间的温度作为该化合物的沸点？

实验二十四　熔点的测定

一、实验目的

① 了解熔点测定的意义。

② 掌握毛细管法测定熔点的操作方法。

③ 了解熔点仪的知识。

二、实验原理

熔点是固体有机化合物固、液两态在大气压力下达成平衡的温度，纯净的固体有机化合物一般都有固定的熔点，固、液两态之间的变化是非常敏锐的，熔程（自初熔至全熔）一般不超过 0.5～1℃。加热纯固体有机化合物时，其温度随加热时间的变化如图 3-13 所示。

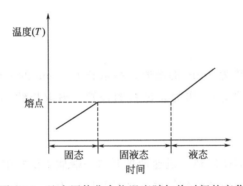

图 3-13　纯净固体化合物温度随加热时间的变化

当纯净固体化合物温度不到熔点时以固相存在。加热使温度上升，达到熔点，开始有少量液体出现，而后固、液相平衡。继续加热，温度不再变化，此时加热所提供的热量使固相不断转变为液相，两相间仍为平衡，最后的固体熔化后，继续加热则温度线性上升。因此在接近熔点时，加热速度一定要慢，每分钟温度升高不能超过 2℃，只有这样，才能使整个熔化过程尽可能接近于两相平衡条件，测得的熔点也越精确。

三、仪器与试剂

仪器：温度计、Thiele 管、表面皿、熔点管。

试剂：导热油（硅油）、苯甲酸、乙酰苯胺、萘、未知物。

四、实验步骤

1. 样品的装入

将少许样品放在干燥、洁净的表面皿里，研细且集成一小堆。熔点管开口一端垂直插入堆集的样品中，使一些样品进入管内，然后熔点管开口向上放入长 50～60cm 垂直桌面的玻璃管中，管下垫表面皿，使之从高处落于表面皿上，如此反复几次，可把样品夯实，样品高度1～2mm。擦干熔点管外的样品粉末以免污染加热液体。

　　2. 测熔点

　　安装好装置，放入硅油，小心地将装有样品的熔点管黏附于蘸取少量硅油的水银球壁上，或剪取一小段橡皮圈套在温度计和熔点管的上部。将黏附有熔点管的温度计小心地插入 Thiele 管中的油浴里，以小火在侧弯底部位置加热。开始升温速度快些，当导热油温度低于该化合物熔点10～15℃时，调整火焰使每分钟上升1～2℃，越接近熔点，升温速度越应缓慢，每分钟0.2～0.3℃。记下样品初熔和全熔的温度读数，即为该化合物的熔程。要注意在加热过程中试样是否有萎缩、变色、发泡、升华、炭化等现象，均应如实记录。

　　重复测定2～3次。每一次测定必须用新的熔点管另装样品。

　　如果测定未知物的熔点，应先对样品粗测一次，加热可以稍快，知道大致的熔程。待浴温冷至熔点以下30℃左右，再另取一根装好试样的熔点管做准确的测定。

五、思考题

测熔点时，若有下列情况将产生什么结果？

① 熔点管壁太厚。

② 熔点管底部未完全封闭，尚有一针孔。

③ 熔点管不洁净。

④ 样品未完全干燥或含有杂质。

⑤ 样品研得不细或装得不紧密。

⑥ 加热太快。

实验二十五　柱色谱

一、实验目的

① 了解柱色谱法分离提纯有机化合物的基本原理和应用。

② 掌握柱色谱的操作技术。

二、实验原理

色谱法是分离、纯化和鉴定有机化合物的重要方法之一。色谱法的基本原理是利用混合物各组分在某一物质中的吸附或溶解性能（分配）的不同，或其亲和性的差异，使混合物的溶液流经该种物质进行反复的吸附或分配作用，从而使各组分分离。

柱色谱常用的有吸附色谱和分配色谱两种。吸附色谱常用氧化铝和硅胶为吸附剂。分配色谱以硅胶、硅藻土和纤维素为支持剂，以吸收较大量的液体作为固定相。吸附柱色谱通常在玻璃管中填入表面积很大、经过活化的多孔性或粉状固体吸附剂。当待分离的混合物溶液流过吸附柱时，各种成分同时被吸附在柱的上端。当洗脱剂流下时，由于不同化合物吸附能力不同，往下洗脱的速度也不同，于是形成了不同层次，即溶质在柱中自上而下按对吸附剂的亲和力大小分别形成若干色带，再用溶剂洗脱时，已经分开的溶质可以从柱上分别洗出收集；或将柱吸干，挤出后按色带分割开，再用溶剂将各色带中的溶质萃取出来。

三、实验步骤

1. 装柱（湿法）

用镊子取少许脱脂棉放于干净的色谱柱底部，轻轻塞紧，关闭活塞，向柱中倒入溶剂至约为柱高的 3/4 处，通过干燥的玻璃漏斗慢慢加入色谱柱用中性氧化铝，打开活塞，控制流出速度为 1 滴/s；并用橡胶塞轻轻敲打色谱柱下部，使填装紧密，当装柱至3/4 时，再在上面加一片小圆滤纸或脱脂棉。操作时一直保持上述流速，注意不能使液面低于氧化铝的上层。

2. 上样

当溶剂液面刚好流至滤纸面时，立即沿柱壁加入待分离样品溶液，当此溶液流至接近滤纸面时，立即用少量溶剂洗下管壁的有色物质，如此连续 2～3 次，直至洗净为止。

3. 洗脱

用已配好的溶剂（学生自己配制）洗脱，控制流出速度。整个过程都应有洗脱剂覆盖吸附剂。极性小的色带首先向下移动，极性较大的留在柱的上端，形成不同的色带。观察色带的出现，并用锥形瓶收集洗脱液。

四、思考题

① 为什么极性大的组分要用极性大的溶剂洗脱？

② 柱子中若有气泡或装填不均匀，将给分离造成什么样的结果？如果避免？

③ 柱色谱法在有机化学中的应用主要包括哪些？

实验二十六　薄层色谱

一、实验目的

① 了解薄层色谱法分离提纯有机化合物的基本原理和应用。

② 正确掌握制板、点样及分离操作。

二、实验原理

薄层色谱又叫薄板层析，是色谱法中的一种，是快速分离和定性分析少量物质的一种很重要的实训技术，属固-液吸附色谱，它兼备了柱色谱和纸色谱的优点，一方面适用于少量样品（几微克，甚至 0.01μg）的分离；另一方面在制作薄层板时，把吸附层加厚加大，又可用来精制样品，此法特别适用于挥发性较小或较高温度易发生变化而不能用气相色谱分析的物质。此外，薄层色谱法还可用来跟踪有机反应及进行柱色谱之前的一种"预试"。薄层板在不同的层析缸中展开的方式见图 3-14。

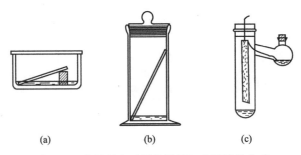

(a)　　　　　(b)　　　　　(c)

图 3-14　薄层板在不同的层析缸中展开的方式

三、实验步骤

1. 薄层板的制备（湿板的制备）

薄层板制备的好坏直接影响色谱的结果。薄层应尽量均匀且厚度要固定，否则，在展开时前沿不齐，色谱结果也不易重复。在烧杯中放入 2g 硅胶，加入 5～6mL 蒸馏水，调成糊状。将配制好的浆料倾注到清洁、干燥的载玻片上，拿在手中轻轻地左右摇晃，使其表面均匀平滑，在室温下晾干后进行活化。也可买市售的硅胶板切割成适宜大小备用。本实训用此法制备薄层板 5 片：吸附剂为硅胶 G，用 0.5% 的羧甲基纤维素钠水溶液调成浆料。

2. 点样

先用铅笔在距薄层板一端 1cm 处轻轻画一横线作为起始线，然后用毛细管吸取样品，在起始线上小心点样，斑点直径一般不超过 2mm。若样品溶液太稀，可重复点样，但应待前次点样的溶剂挥发后方可重新点样，以防样点过大，造成拖尾、扩散等现象，而影响分离效果。若在同一板上点几个样，样点间距离应为 1cm。点样要轻，不可刺破薄层。

3. 展开

薄层色谱的展开，需要在密闭容器中进行。为使溶剂蒸气迅速达到平衡，可在展开槽内衬一滤纸。在层析缸中加入配好的展开溶剂，使其高度不超过 1cm。将点好的薄层板小心放入层析缸中，点样一端朝下，浸入展开剂中。盖好层析缸盖，观察展开剂前沿上升到一定高度时取出，尽快在板上标上展开剂前沿位置。晾干，观察斑点位置，计算比移值（R_f）。

$$R_f = \frac{\text{溶质最高浓度中心至原点中心的距离}}{\text{溶剂前沿至原点中心的距离}}$$

4. 显色

凡可用于纸色谱的显色剂都可用于薄层色谱。薄层色谱还可使用腐蚀性的显色剂如浓硫酸、浓盐酸和浓磷酸等。含有荧光剂（硫化锌镉、硅酸锌、荧光黄）的薄层板在紫外线下观察，展开后的有机化合物在亮的荧光背景上呈有色斑点。也可用卤素斑点实验法来使薄层色谱斑点显色。本实训样品本身具有颜色，不必在荧光灯下观察。

四、注意事项

① 薄层层析时，薄层板的制备要厚薄均匀，表面平整光洁。

② 点样时，各样点间距 1～1.5cm，样点直径应不超过 2mm。

五、思考题

① 在薄层色谱法中，比移值是如何定义的？

② 在一定的操作条件下为什么可利用 R_f 值来鉴定化合物？

③ 在混合物薄层色谱中，如何判定各组分在薄层上的位置？

④ 展开剂的高度若超过了点样线，对薄层色谱有何影响？

⑤ 薄层色谱法在有机化学中的应用主要包括哪些？

实验二十七　乙酸乙酯的制备

一、实验目的

① 了解从有机酸合成酯的一般原理及方法。

② 掌握蒸馏、分液漏斗的使用等操作。

二、实验原理

主反应：

$$CH_3COOH + CH_3CH_2OH \xrightarrow{\underset{}{H^+}} CH_3COOCH_2CH_3 + H_2O$$

副反应：

$$CH_3CH_2OH + CH_3CH_2OH \longrightarrow CH_3CH_2OCH_2CH_3 + H_2O$$

三、仪器与试剂

仪器：圆底烧瓶、冷凝管、蒸馏头、尾接管、分液漏斗、加热套、铁架台、pH试纸。

试剂：沸石、无水乙醇、冰醋酸、浓硫酸、饱和碳酸钠、饱和食盐水、饱和氯化钙、无水硫酸镁。

四、实验步骤

在50mL圆底烧瓶中加入9.5mL（0.2mol）无水乙醇和6mL（0.10mol）冰醋酸，再小心加入2.5mL浓硫酸，混匀后，加入沸石，装上冷凝管。

慢慢升温加热圆底烧瓶，保持缓慢回流0.5h，待瓶内反应物稍冷后，将回流装置改成蒸馏装置，接收瓶用冷水冷却。加热蒸出生成的乙酸乙酯，直到馏出液体积约为反应物总体积的1/2为止。

在馏出液中慢慢加入饱和碳酸钠溶液，并不断振荡，直至不再有二氧化碳气体产生（或调节pH试纸不再显酸性），然后转入分液漏斗中分去水层，有机层分别用5mL饱和食盐水、5mL饱和氯化钙溶液和5mL水洗涤，将有机层倒入一干燥的锥形瓶中，用适量无水硫酸镁干燥。干燥后的有机层进行蒸馏，收集73～78℃的馏分。

纯乙酸乙酯为无色而有香味的液体，沸点为77.06℃，折射率为1.3723。

五、注意事项

① 加硫酸时要缓慢加入，边加边振荡。

② 洗涤时注意放气，有机层用饱和食盐水洗涤后，尽量将水相分干净。

③ 用氯化钙溶液洗之前，一定要先用饱和食盐水洗，否则会产生沉淀，给分液带来困难。

六、思考题

① 蒸出的粗乙酸乙酯中主要有哪些杂质？如何除去？

② 能否用氢氧化钠代替浓碳酸钠来洗涤？为什么？

实验二十八　乙酰水杨酸的制备

一、实验目的

① 学习用乙酸酐作酰化剂制备乙酰水杨酸的酯化方法。

② 巩固重结晶和熔点测定等基本操作。

③ 了解乙酰水杨酸的应用价值。

二、实验原理

水杨酸，化学名称叫邻羟基苯甲酸（$pK_a = 2.98$），其酸性比苯甲酸（$pK_a = 4.21$）和对羟基苯甲酸（$pK_a = 4.56$）都强。水杨酸本身就是一个可以止痛、治疗风湿病和关节炎的药物。水杨酸是一个具有双官能团的化合物，一个是酚羟基，另一个是羧基。羟基和羧基都可发生酯化反应，当其与乙酸酐作用时就可以得到乙酰水杨酸，即阿司匹林。

反应式：

$$\begin{array}{c}\text{COOH}\\ \text{OH}\end{array} + (CH_3CO)_2O \xrightarrow[65\sim95℃]{\text{浓 } H_2SO_4} \begin{array}{c}\text{COOH} \quad O\\ O-C-CH_3\end{array} + CH_3COOH$$

由于水杨酸本身具有两个不相同的官能团，反应中可形成少量的高分子聚合物，造成产物不纯。为了除去这部分杂质，可使乙酰水杨酸变成钠盐，利用高聚物不溶于水的特点将它们分开，达到分离的目的。至于反应进行得完全与否，则可以用三氯化铁进行检测。由于酚羟基可与三氯化铁水溶液反应形成深紫色的络合物，所以未反应的水杨酸与稀的三氯化铁溶液反应呈正结果，而纯净的阿司匹林不会产生紫色。

三、仪器与试剂

仪器：锥形瓶（150mL）、量筒、玻璃棒、布氏漏斗、吸滤瓶、水泵、烧杯、试管、滤纸、托盘天平。

试剂：水杨酸、乙酸酐、饱和碳酸氢钠、1‰三氯化铁、磷酸、浓盐酸、苯、冰水。

四、操作步骤

取 2.00g（0.015mol）水杨酸放入 125mL 锥形瓶[1]中，加入 5mL（0.05mol）乙酸酐，随后用滴管加入 5～7 滴磷酸，摇动锥形瓶使水杨酸全部溶解后，在水浴上加热[2]5～10min；冷却至室温，即有乙酰水杨酸结晶析出。如无结晶析出，可用玻璃棒摩擦锥形瓶壁促使其结晶，或放入冷水中冷却使结晶产生。结晶析出后再加 50mL 水，继续在冷水中冷却，直至结晶全部析出为止。减压过滤，用少量水洗涤，继续减压将溶剂尽量抽干。然后把结晶放在表面皿上，在 90℃下干燥，称量，并计算产率。

将粗产品放入 150mL 烧杯中，边搅拌边加入 25mL 饱和碳酸氢钠溶液，加完后继续搅拌几分钟，直至无二氧化碳气泡产生为止。用布氏漏斗过滤，并用 5～10mL 水冲洗漏斗，将滤液合并，倾入预先盛有 3～5mL 浓盐酸和 10mL 水的烧杯中，搅拌均匀，即有乙酰水杨酸沉淀析出。在冰浴中冷却，使结晶析出完全后，减压过滤，结晶用玻璃铲或干净玻璃塞压紧，尽量抽去滤液，再用冷水洗涤 2～3 次，抽去水分，将结晶移至表面皿上干燥，测定熔点并计算产率。乙酰水杨酸熔点 135～136℃。

为了检验产品纯度，可取少量结晶加入 1% 三氯化铁溶液中，观察有无颜色反应。为了得到更纯的产品，可将上述结晶加入少量热苯[3]中，安装冷凝管在水浴上加热回流[4]。如有不溶物出现，可用预热过的玻璃漏斗趁热过滤（注意：避开火源，以免着火），待滤液冷至室温，此时应有结晶析出。如结晶很难析出，可加入少许石油醚摇匀，把混合溶液稍微在冰水中冷却（注意：冷却温度不要低于 5℃，因为苯的凝固点为 5℃）。减压过滤，干燥，测定熔点。本实验需 4～5h。

【注释】

[1] 仪器要全部干燥，药品也要干燥处理，乙酸酐要使用新蒸馏的，收集 139～140℃的馏分。

[2] 实验中要注意控制好温度（水温 90℃）。

[3] 产品也可用乙醇-水或苯-石油醚（60～90℃）重结晶。

[4] 乙酰水杨酸受热后易发生分解，分解温度为 126～135℃，因此重结晶时不宜长时间加热，控制水温，产品可采取自然晾干。

五、思考题

① 在进行水杨酸的乙酰化反应时，加入磷酸的目的是什么？

② 反应中产生的副产物是什么？如何将产品与副产物分开？

③ 如果有一瓶阿司匹林已变质，你能否通过闻味的办法来鉴别？

实验二十九　正丁醚的制备

一、实验目的

① 掌握醇分子间脱水制醚的反应原理和实验方法。

② 学习分水器的实验操作。

③ 巩固分液漏斗的实验操作。

二、实验原理

主反应：

$$2CH_3CH_2CH_2CH_2OH \xrightarrow[134\sim135℃]{H_2SO_4} (CH_3CH_2CH_2CH_2)_2O + H_2O$$

副反应：

$$CH_3CH_2CH_2CH_2OH \xrightarrow[>135℃]{H_2SO_4} CH_3CH_2CH=CH_2 + H_2O$$

三、仪器与试剂

仪器：100mL 三口烧瓶、球形冷凝管、分水器、蒸馏头、尾接管、25mL 蒸馏瓶、升降台、万能夹、双顶丝、温度计、分液漏斗、25mL 蒸馏瓶、石棉网。

试剂：正丁醇、浓硫酸、无水氯化钙、5％氢氧化钠、饱和氯化钙。

四、实验步骤

在 100mL 三口烧瓶中，加入 15.5mL 正丁醇、2.5mL 浓硫酸和几粒沸石，摇匀后，一口装上温度计，温度计插入液面以下；另一口装上分水器，分水器的上端接一球形冷凝管，先在分水器内放置 (V−1.7)mL 水；另一口用塞子塞紧。然后将三口烧瓶放在石棉网上小火加热至微沸，进行分水。反应中产生的水经冷凝后收集在分水器的下层，上层有机相积至分水器支管时，即可返回烧瓶。大约经 1.5h 后，三口烧瓶中反应液温度可达 134～136℃。当分水器全部被水充满时停止反应。若继续加热，则反应液变黑并有较多副产物丁烯生成。

将反应液冷却到室温后倒入盛有 25mL 水的分液漏斗中，充分振摇，静置后弃去下层液体。上层粗产物依次用 12mL 水、8mL 5％氢氧化钠溶液、8mL 水和 8mL 饱和氯化钙溶液洗涤，用 1g 无水氯化钙干燥。干燥后的产物滤入 25mL 蒸馏瓶中蒸馏，收集 140～144℃馏分，产量 3.5～4g。

纯正丁醚的沸点 142.4℃。

本实验需 6h。

五、注意事项

① 加料时，正丁醇和浓硫酸如不充分摇动混匀，硫酸局部过浓，加热后易使反应

溶液变黑。

②　按反应式计算，生成水的量约为 0.8g，但是实际分出水的体积要略大于理论计算量，因为有单分子脱水的副产物生成。

③　本实验利用共沸混合物蒸馏方法，采用分水器将反应生成的水层上面的有机层不断流回到反应瓶中，而将生成的水除去。在反应液中，正丁醚和水形成共沸物，沸点为 94.1℃，含水 33.4％。正丁醇和水形成共沸物，沸点为 93℃，含水 44.5％。正丁醚和正丁醇形成二元共沸物，沸点为 117.6℃，含正丁醇 82.5％。此外正丁醚还能和正丁醇、水形成三元共沸物，沸点为 90.6℃，含正丁醇 34.6％，含水 29.9％。这些含水的共沸物冷凝后，在分水器中分层。上层主要是正丁醇和正丁醚，下层主要是水。利用分水器可以使分水器上层的有机物流回反应器中。

④　反应开始回流时，因为有共沸物存在，温度不可能马上达到135℃。但随着水被蒸出，温度逐渐升高，最后达到 135℃以上，即应停止加热。如果温度升得太高，反应溶液会炭化变黑，并有大量副产物丁烯生成。

⑤　50％硫酸的配制方法：20mL 浓硫酸缓慢加入 34mL 水中。

⑥　正丁醇能溶于 50％硫酸，而正丁醚溶解很少。

⑦　本实验根据理论计算失水体积为 1.5mL，故分水器放满水后先放掉约 1.7mL 水。

⑧　制备正丁醚的较适宜温度是 130～140℃，但开始回流时，这个温度很难达到，因为正丁醚可与水形成共沸物（沸点 94.1℃，含水 33.4％）；另外，正丁醚与水及正丁醇形成三元共沸物（沸点 90.6℃，含水 29.9％，正丁醇 34.6％），正丁醇也可与水形成恒沸物（沸点 93℃，含水 44.5％），故应在 100～115℃反应 0.5h 之后可达到 130℃以上。

⑨　在碱洗过程中，不要太剧烈地摇动分液漏斗，否则生成乳浊液，分离困难。

⑩　正丁醇溶在饱和氯化钙溶液中，而正丁醚微溶。

六、思考题

①　如何得知反应已经比较完全？

②　反应物冷却后为什么要倒入 25mL 水中，各步的洗涤目的何在？

③　能否用本实验方法由乙醇和 2-丁醇制备乙基仲丁基醚？你认为用什么方法比较好？

④　计算理论上分出的水量。若实验中分出水的量超过理论数值，分析其原因。

实验三十　溴乙烷的制备

一、实验目的

① 掌握由醇制备卤代烃的方法、原理。

② 学习磁力搅拌器的使用。

③ 学习低沸点蒸馏的基本操作，巩固分液漏斗的使用方法。

二、实验原理

主反应：

$$NaBr + H_2SO_4 \longrightarrow HBr + NaHSO_4$$

$$C_2H_5OH + HBr \rightleftharpoons C_2H_5Br + H_2O$$

副反应：

$$2C_2H_5OH \xrightarrow{H_2SO_4} C_2H_5OC_2H_5 + H_2O$$

$$C_2H_5OH \xrightarrow{H_2SO_4} C_2H_4 + H_2O$$

$$2HBr + H_2SO_4 \longrightarrow Br_2 + SO_2 + 2H_2O$$

三、仪器与试剂

仪器：圆底烧瓶、锥形瓶、烧杯、蒸馏头、直形冷凝管、温度计、温度计套管、分液漏斗、量筒、磁力搅拌器。

试剂：95％乙醇、浓硫酸、溴化钠固体。

四、实验步骤

在 100mL 圆底烧瓶中加入 13g 研细的溴化钠，然后放入 9mL 水，振荡使之溶解，再加入 10mL 95％乙醇，在冷却和不断摇荡下，慢慢地加入 19mL 浓硫酸，同时用冷水冷至室温后，加入几粒沸石，安装成常压蒸馏装置。接收器内外均应放入冰水混合物，以防止产品的挥发损失。接液管的支管用橡胶管导入下水道或室外。将反应混合物在磁力搅拌器上加热蒸馏，瓶中物质开始发泡。控制火焰大小，使油状物质逐渐蒸馏出去，约 30min 后慢慢加大火焰大小，到无油点蒸出为止。馏出物为乳白色油状物，沉于瓶底。

将馏出液倒入分液漏斗中，静置分层后，将下层的粗制溴乙烷放入干燥的小锥形瓶中，在冰水浴中，边振摇边滴加浓硫酸，直至溴乙烷变得清澈透明，而且瓶底有液层分出。用干燥的分液漏斗仔细地分去下面的硫酸层，将溴乙烷层从分液漏斗的上口倒入 30mL 蒸馏瓶中，水浴加热蒸馏，接收器外冰水浴冷却，收集 37～40℃的馏分。称量、计算产率（产品重 3.2g，产率 60.5％）。

纯溴乙烷的沸点为 38.4℃。

五、注意事项

① 装置要严密。

② 加浓硫酸要边加边摇边冷却，充分冷却后（在冰水浴中）再加溴化钠，以防反应放热冲出。

③ 加热要先小火，以避免溴化氢逸出。逐渐加大，使反应平稳发生，避免大火，否则产物损失，并有副产物生成。

④ 精制时要先彻底分去水，冷却下加硫酸，否则加硫酸产生热量使产物挥发损失。

⑤ 在加入乙醇时如不把粘在瓶口的溴化钠洗掉，必然使体系漏气，导致溴乙烷产率降低。

⑥ 如果在加热之前没有把反应混合物摇匀，反应时极易出现暴沸使反应失败。

⑦ 在反应过程中，既不要反应时间不够，也不要蒸馏时间太长，将水过分蒸出造成硫酸钠凝固在烧瓶中。

⑧ 实验过程采用两次分液，第一次保留下层，第二次要上层产品，事先头脑要清楚。

⑨ 最后蒸馏：注意干燥。

⑩ 产物验收：质量或体积及折射率。

六、思考题

① 在制备溴乙烷时，反应混合物中如果不加水，会有什么结果？

② 粗产物中会有什么杂质？是如何除去的？

③ 如果你的实验结果产率不高，试分析其原因。

④ 酯化反应的特点是什么？在本实验中是如何创造条件促使酯化反应尽量向生成酯的方向进行的？

⑤ 本实验中硫酸起什么作用？

⑥ 粗产品溴乙烷呈棕红色是什么原因？应该如何处理？

实验三十一　乙酰苯胺的合成

一、实验目的

① 了解以冰醋酸为酰基化试剂制备乙酰苯胺的基本原理和方法。

② 掌握分馏、减压过滤及重结晶等基本操作。

二、实验原理

胺的酰化在有机合成中有着重要的作用。作为一种保护措施，一级和二级芳胺在合成中通常被转化为它们的乙酰基衍生物以降低胺对氧化降解的敏感性，使其不被反应试剂破坏；同时氨基酰化后降低了氨基在亲电取代反应（特别是卤化）中的活化能力，使其由很强的第Ⅰ类定位基变为中等强度的第Ⅰ类定位基，使反应由多元取代变为有用的一元取代，由于乙酰基的空间位阻，往往选择性地生成对位取代物。

用冰醋酸为酰化剂制备乙酰苯胺。

$$\text{苯胺-NH}_2 + \text{H}_3\text{C-COOH} \underset{}{\overset{\text{加热}}{\rightleftharpoons}} \text{苯胺-N(H)-C(=O)-CH}_3 + \text{H}_2\text{O}$$

芳胺可用酰氯、酸酐或与冰醋酸加热来进行酰化，使用冰醋酸试剂易得，价格便宜，但需要较长的反应时间，适合于规模较大的制备。酸酐一般来说是比酰氯更好的酰化试剂。用游离胺与纯乙酸酐进行酰化时，常伴有二乙酰胺 $[\text{HN}(\text{COCH}_3)_2]$ 副产物的生成。但如果在乙酸-乙酸钠的缓冲溶液中进行酰化，由于酸酐的水解速度比酰化速度慢得多，可以得到高纯度的产物。但这一方法不适合于硝基苯和其他碱性很弱的芳胺的酰化。

三、仪器与试剂

仪器：圆底烧瓶（50mL）、分馏柱、蒸馏头、温度计套管、水银温度计（150℃）、接引管、锥形瓶（50mL）、吸滤瓶、布氏漏斗、玻璃水泵。

试剂：苯胺、冰醋酸、锌粉、活性炭。

四、实验步骤

① 苯胺极易氧化。久置的苯胺会变成红色，使用前须重新蒸馏以除去其中的杂质，否则将影响产品的产量和质量。

② 锌粉在酸性介质中可使苯胺中的有色物质还原，防止苯胺进一步氧化，因此，在反应中加入少量锌粉。但锌粉加入量不可过多，否则不仅消耗乙酸（生成乙酸锌），还会在后处理时因乙酸锌水解生成难溶于水的 $\text{Zn}(\text{OH})_2$ 而难以从乙酰苯胺中分离出去。锌粉加入适量，反应液呈淡黄色或接近无色。

③ 反应温度的控制：保持分馏柱顶温度不超过105℃。开始时要缓慢加热，待有水

生成后，调节反应温度，以保持生成水的速度与分出水的速度之间的平衡。切忌开始就强烈加热。

④ 反应终点的判断：温度计的读数较大范围的上下波动或烧瓶内出现白雾现象。反应时间 40～60min。

⑤ 因乙酰苯胺熔点较高，稍冷即会固化，因此，反应结束后须立即倒入事先准备好的水中。否则凝固在烧瓶中难以倒出。

⑥ 减压过滤（又称抽滤）：

a. 滤纸大小略小于漏斗内径，以能盖住筛板上所有筛板孔为宜。

b. 剪好的滤纸平铺在漏斗底板上，用少量溶剂润湿，然后开动抽气泵，使滤纸紧贴在漏斗上。缓慢倒入待过滤的混合物，一直抽气至无液体滤出为止。

c. 停止抽滤时，应首先拔去与吸滤瓶连接的抽气橡胶管，然后关闭抽气泵。否则会发生倒吸现象。

⑦ 活性炭脱色：

a. 活性炭用量的多少视反应液颜色而定，不必准确称量，通常加半牛角勺即可。

b. 不可在溶液沸腾时加活性炭，以防暴沸。

c. 乙酰苯胺溶液不可煮沸时间过长。

⑧ 热过滤：

a. 布氏漏斗和吸滤瓶必须在水浴中充分预热（切忌将吸滤瓶放在石棉网或电热套上加热），以防产物在吸滤瓶中结晶。

b. 热过滤时，要用优质滤纸或双层普通滤纸，以防活性炭透过。

c. 热过滤时，系统采用的真空度不宜太高，否则在热溶液作用下滤纸易抽破。

五、注意事项

反应温度的控制和反应终点的判断。

实验三十二　肉桂酸的制备

一、实验目的

① 通过肉桂酸的制备学习并掌握普尔金反应（Perkin 反应）基本操作。

② 掌握水蒸气蒸馏的原理、用处和操作。

③ 学习并掌握固体有机化合物的提纯方法：脱色、重结晶。

二、实验原理

肉桂酸是生产冠心病药物"心可安"的重要中间体。其酯类衍生物是配制香精和食品香料的重要原料。它在农用塑料和感光树脂等精细化工产品的生产中也有着广泛的应用。

本实训利用普尔金反应，将芳醛和一种羧酸酐混合后，在相应羧酸盐存在下加热，发生羟醛缩合反应，再脱水生成目标产物肉桂酸。催化剂通常用相应酸酐的羧酸钾或钠，有时也可用 K_2CO_3 或叔胺代替。

$$\text{\benzene}-CHO + (CH_3CO)_2O \xrightarrow[170\sim180℃]{CH_3COOK} \text{\benzene}-CH=CH-COOH + CH_3COOH$$

碱的作用是促使酸酐烯醇化，生成乙酸酐碳负离子，接着与芳醛发生亲核加成，最后，经 β 消去生成肉桂酸盐。

三、仪器与试剂

仪器：烧瓶（250mL）、空气冷凝管、温度计（250℃）、带 75°弯管的烧瓶（水蒸气蒸馏用）、蒸馏头、直形冷凝管、接收弯头、锥形瓶、烧杯（200mL）、铁环、铁架台、调压器、加热套等、布氏漏斗、真空循环水泵、吸滤瓶。

试剂：苯甲醛、乙酸钾、乙酸酐、浓盐酸、饱和碳酸钠溶液、活性炭。

四、实验步骤

1. 反应（加料、回流）

在 250mL 烧瓶中加入 1.5g 研细的无水乙酸钾、2.6g 新蒸馏的苯甲醛、4.0g 乙酸酐，振荡使其混合均匀。烧瓶口接上空气冷凝管，用加热套低电压加热使其回流，反应液始终保持在 150~170℃，使反应进行 2h（回流 1h）。

2. 分离产物（水蒸气蒸馏）

取下烧瓶，待反应液冷却到 100℃ 左右，向其中加入 20mL 水，慢慢加入饱和碳酸钠溶液，摇动烧瓶使固体溶解。然后进行水蒸气蒸馏。要尽可能地使蒸汽产生速度快。水蒸气蒸馏蒸到蒸出液中无油珠为止。

3. 提纯产物（脱色、酸化结晶、过滤、洗涤、干燥）

卸下水蒸气蒸馏装置，向三口烧瓶中加入 0.5~1.0g 活性炭，加热沸腾 2~3min。

然后进行热过滤。将滤液转移至干净的 200mL 烧杯中，慢慢地用浓盐酸进行酸化至 pH＝3。冷却至肉桂酸充分结晶，之后进行减压过滤。晶体用少量冷水洗涤。减压抽滤，要把水分彻底抽干，在 100℃下干燥，称量产品，约 2g 白色微小晶体。

五、注意事项

① 普尔金反应所用仪器必须彻底干燥（包括称取苯甲醛和乙酸酐的量筒）。因乙酸酐遇水能水解成乙酸，无水 CH_3COOK 遇水失去催化作用，影响反应进行。放久了的乙酸酐易潮解吸水成乙酸，故在实训前必须将乙酸酐重新蒸馏，否则会影响产率。

② 可以用无水碳酸钾和无水乙酸钾作为缩合剂，但是不能用无水碳酸钠。无水乙酸钾必须是新配制的，它的吸水性很强，操作要快。它的干燥程度对反应能否进行和产量的提高都有明显的影响。

③ 回流时加热强度不能太大，否则会把乙酸酐蒸出。为了节省时间，可以在回流结束之前的 30min 开始加热支管烧瓶使水沸腾，不能用火直接加热烧瓶。在反应温度下长时间加热，肉桂酸生成苯乙烯，进而生成苯乙烯低聚物。回流结束，反应物必须趁热倒出，否则易凝成块状。

④ 中和时必须使溶液呈碱性，控制 pH＝8 较合适，不能用 NaOH 中和，否则会发生坎尼查罗反应。生成的苯甲酸难于分离除去，影响产物的质量。

⑤ 进行脱色操作时一定取下烧瓶，稍冷之后再加热活性炭。热过滤时必须是真正热过滤，布氏漏斗要事先在沸水中取出，动作要快。

⑥ 进行酸化时要慢慢加入浓盐酸，一定不要加入太快，以免产品冲出烧杯造成产品损失。

⑦ 肉桂酸要结晶彻底，进行冷过滤；不能用太多水洗涤产品。

⑧ 久置后的苯甲醛易自动氧化成苯甲酸，这不但影响产率而且苯甲酸混在产物中不易除净，影响产物的纯度，故苯甲醛使用前必须蒸馏。

六、思考题

① 苯甲醛和丙酸酐在无水的丙酸钾存在下相互作用得到什么产物？写出反应式。

② 反应中，如果使用与酸酐不同的羧酸盐，会得到两种不同的芳香丙烯酸，为什么？

③ 在实验中，如果原料苯甲醛中含有少量的苯甲酸，这对实验结果会产生什么影响？应采取什么样的措施？

实验三十三　高级脂肪酸钠的制备

一、实验目的

① 掌握肥皂的制备原理和制备方法。

② 掌握盐析的原理和方法。

二、实验原理

脂肪或油脂和强碱在一定温度下水解产生一种脂肪酸钠盐和甘油的混合物，皂化反应的反应式如下：

$$\begin{array}{c}CH_2-O-C-R^1\\|\quad\quad\ O\\CH-O-C-R^2\\|\quad\quad\ O\\CH_2-O-C-R^3\end{array} + 3H_2O \underset{}{\overset{H^+ 或酶}{\rightleftharpoons}} \begin{array}{c}CH_2-OH\\|\\CH-OH\\|\\CH_2-OH\end{array} + \begin{array}{c}R^1COOH\\R^2COOH\\R^3COOH\end{array}$$

把氯化钠加入反应混合物中，通过盐析作用，把产生的脂肪酸钠分离出来。

三、仪器与试剂

仪器：烧杯、量筒（10mL、50mL）、试管、纱布、恒温水浴锅、电子天平、玻璃棒。

试剂：植物油、30％氢氧化钠、乙醇（95％）、乙醇溶液（50％）、饱和氯化钠溶液。

四、实验步骤

① 在 250mL 烧杯中加入 5.6g 植物油、4mL 30％氢氧化钠溶液和 8mL 95％乙醇，并将烧杯置于水浴锅中（85℃），恒温 15min。

② 逐滴加入 20mL 50％乙醇溶液，继续加热 15min，至溶液变成奶油般的糊状物。

③ 取出几滴试样放入试管，在试管中加入蒸馏水 5～6mL，加热振荡。静置时，有油脂分出，说明皂化不完全，可滴加碱液（1mL）继续皂化 10min。

④ 向其中加入 80mL 热的氯化钠的饱和溶液并剧烈搅拌，这一步操作称"盐析"。

⑤ 静置，冷却，肥皂便盐析上浮，用纱布将肥皂过滤，用水冲洗，并挤去多余水分。

⑥ 称量肥皂，记录数据，观察其状态与普通肥皂是否相同。

五、注意事项

① 氢氧化钠有腐蚀性，最好不要用手直接接触。

② 加热过程中，应特别注意控制反应温度。

③ 所制得的肥皂产品应回收利用，不应乱扔。

六、思考题

皂化时，为什么要边摇荡边加入乙醇？

实验三十四　红辣椒中色素的分离

一、实验目的

红辣椒中含有多种色素，已知的有辣椒红、辣椒玉红素和β-胡萝卜素，它们都属于类胡萝卜素类化合物，从结构上说则都属于四萜化合物。其中辣椒红是以脂肪酸酯的形式存在的，它是辣椒显深红色的主要因素。辣椒玉红素可能也是以脂肪酸酯的形式存在的。

本实验用二氯甲烷为萃取溶剂，从红辣椒中萃取出色素，经浓缩后用薄层色谱法进行初步分析，再用柱色谱法分离出红色素，用红外光谱鉴定并测定其紫外吸收。

二、仪器与试剂

仪器：粉碎机、锥形机、小试管、漏斗、滤纸、试管夹、量筒、电子天平。

试剂：干红辣椒、二氯甲烷、石油醚（30～60℃）。

三、实验步骤

1. 色素的萃取和浓缩

将干的红辣椒剪碎研细，称取 1g，置于 25mL 圆底烧瓶中，加入 10mL 二氯甲烷和两三粒沸石，装上回流冷凝管，水浴加热回流 20min。冷至室温后抽滤。将所得滤液用水浴加热蒸馏浓缩至剩约 1mL 残液，即为混合色素的浓缩液。

2. 薄层色谱分析

铺制 CMC 硅胶薄层板（2.5cm×7.5cm）6 块，晾干并活化后取出 1 块，用平口毛细管吸取前面制得的混合色素浓缩液点样，用 1 体积石油醚（30～60℃）与 3 体积二氯甲烷的混合液作展开剂，如果样点分不开或严重拖尾，可酌减点样量或稍增二氯甲烷比例。展开后记录各斑点大小、颜色并计算其 R_f 值。已知 R_f 值最大的三个斑点是辣椒红的脂肪酸酯、辣椒玉红素和β-胡萝卜素，试根据它们的结构分别指出这三个斑点的归属。

3. 柱色谱分离

选用内径 1cm、长约 20cm 的层析柱，用 10g 硅胶（100～200 目）在二氯甲烷中装柱。柱装好后用滴管吸取混合色素的浓缩液（混合色素浓缩液应留出 1～2 滴作第 4 步使用），将混合液加入柱顶。小心冲洗内壁后改用体积比为 3∶8 的石油醚（30～60℃）-二氯甲烷混合液淋洗，用不同的接收瓶分别接收先流出柱子的三个色带。当第三个色带完全流出后停止淋洗。

4. 柱效和色带的薄层色谱监测

取 3 块硅胶薄层板，画好起始线，用不同的平口毛细管点样（不可用同一支毛细管吸取不同的样液）。每块板上点两个样点，其中一个是混合色素浓缩液，另一个分别是第一、第二、第三色带。仍用体积比为 1∶3 的石油醚-二氯甲烷混合液作展开剂展开。比较各色带的 R_f 值，指出各色带是何种化合物。观察各色带样点展开后是否有新的斑点产生，推估柱色谱分离是否达到了预期效果。

实验三十五　菠菜色素的提取和色素分离

一、实验目的

① 掌握叶绿素提取原理。

② 熟练掌握薄层色谱操作。

二、实验原理

绿色植物如菠菜叶中含有叶绿素（绿）、胡萝卜素（橙）和叶黄素（黄）等多种天然色素。

叶绿素存在两种结构相似的形式，即叶绿素 a（$C_{55}H_{72}O_5N_4Mg$）和叶绿素 b（$C_{55}H_{70}O_6N_4Mg$），其差别仅是 a 中的一个甲基被 b 中的甲酰基所取代。它们都是吡咯衍生物与金属镁的络合物，是植物进行光合作用所必需的催化剂。植物中叶绿素 a 的含量通常是 b 的 3 倍。尽管叶绿素分子含有一些极性基团，但大的烃基结构使它易溶于醚、石油醚等一些非极性的溶剂。

胡萝卜素（$C_{40}H_{56}$）是具有长链结构的共轭多烯。它有三种异构体，即 α-胡萝卜素、β-胡萝卜素和 γ-胡萝卜素，其中 β-胡萝卜素含量最多，也最重要。在生物体内，β-胡萝卜素受酶催化氧化形成维生素 A。目前 β-胡萝卜素已可进行工业生产，可作为维生素 A 使用，也可作食品工业中的色素。

叶黄素（$C_{40}H_{56}O_2$）是胡萝卜素的羟基衍生物，它在绿叶中的含量通常是胡萝卜素的 2 倍。与胡萝卜素相比，叶黄素较易溶于醇，而在石油醚中溶解度较小。

本实验将从菠菜中提取上述几种色素，并通过薄层色谱和柱色谱进行分离。有条件的可进行 β-胡萝卜素的紫外光谱测定。

三、仪器与试剂

仪器：研钵、台秤、剪刀、布氏漏斗、分液漏斗、载玻片、烧杯、药匙、圆底烧瓶、广口瓶、滤纸、层析板。

试剂：甲醇、硅胶 G、石油醚（60～90℃）、菠菜叶、0.5％羧甲基纤维素钠。

四、实验步骤

1. 菠菜色素的提取

称取 20g 洗净后用滤纸吸干的新鲜（或冷冻）的菠菜叶，用剪刀切碎并与 20mL 甲醇拌匀，在研钵中研磨约 5min，然后用布氏漏斗抽滤菠菜汁，弃去滤液。

将菠菜汁放回研钵，每次用 20mL 3∶2（体积比）的石油醚-甲醇混合液萃取两次，每次需加以研磨并且抽滤。合并深绿色萃取液，转入分液漏斗，每次用 10mL 水洗涤两次，以除去萃取液中的甲醇。洗涤时经轻轻旋荡，以防止产生乳化，弃去水-甲醇层，石油醚层用无水硫酸钠干燥后滤入圆底烧瓶，在水浴上蒸去大部分石油醚至体积约为

1mL 为止。

2．薄层色谱

取四块显微载玻片，用硅胶 G 经 0.5％羧甲基纤素钠调制后制板，晾干后在 110℃活化 1h。

展开剂 a：石油醚-丙酮＝8∶2（体积比）

展开剂 b：石油醚-乙酸乙酯＝6∶4（体积比）

取活化后的层析板，点样后，小心放入预先加好选定展开剂的广口瓶内。瓶的内壁贴一张高 5cm，绕周长约 4/5 的滤纸，下部浸入展开剂中，盖好瓶盖，待展开剂上升至规定高度时，取出层析板，在空气中晾干，用铅笔做出标记。

分别用展开剂 a 和展开剂 b 展开，比较不同展开剂系统的展开效果。观察斑点在板上的位置并排列出胡萝卜素、叶绿素和叶黄素 R_f 值的大小次序。注意更换展开剂时，须干燥层析瓶，不允许前一种展开剂带入后一系统。

五、思考题

试比较叶绿素、叶黄素和胡萝卜素三种色素的极性，为什么胡萝卜素在层析板中移动最快？

实验三十六 醇、酚的性质

一、实验目的

① 进一步认识醇类、酚类的性质。

② 比较醇、酚之间化学性质的差异。

③ 认识羟基和烃基的相互影响。

二、实验原理

伯醇或仲醇能被重铬酸钾溶液（酸性）氧化，叔醇在同样条件下不被氧化。醇与卢卡斯（Lucas）试剂（$ZnCl_2$ 的浓盐酸溶液）反应时，由于反应在浓酸和极性介质中，叔醇立即反应，仲醇反应缓慢，而伯醇不起反应。对于 6 个碳以下的水溶性一元醇来说，由于生成的氯代烷不溶于卢卡斯试剂，成油状物析出，因此常用于 6 个碳以下伯、仲、叔醇的鉴别。

邻位二元或多元醇与新制的氢氧化铜反应有深蓝色溶液生成，故可以鉴别邻位二元或多元醇。

酚溶于水后可以电离出氢离子，显示弱酸性。但是苯酚的酸性比碳酸弱。利用醇、酚与 NaOH 和 $NaHCO_3$ 反应性的不同，可鉴别和分离酚和醇。

苯酚与溴水在常温下可立即反应生成 2,4,6-三溴苯酚白色沉淀。反应很灵敏，很稀的苯酚溶液就能与溴水生成沉淀。故此反应可用于苯酚的鉴别和定量测定。

酚类可以与 $FeCl_3$ 溶液反应显色，用于鉴别酚类。

三、仪器与试剂

仪器：试管、滴管、烧杯、酒精灯、水浴锅。

试剂：乙醇、正丁醇、仲丁醇，叔丁醇、Lucas 试剂、甘油、5%NaOH、5%$CuSO_4$、0.1%$KMnO_4$、浓 H_2SO_4、1%$FeCl_3$、苯酚、邻苯二酚、水杨酸、溴水、浓盐酸。

四、实验步骤

1. 氯代烃的生成（Lucas 实验）

取三支干燥试管，分别加入正丁醇、仲丁醇、叔丁醇各 3 滴，加入 Lucas 试剂 8 滴，小心振摇后于室温（最好保持在 26～27℃）静置并观察其变化，记下混合液变混浊和出现分层的时间。

对于有反应的样品，再用 1mL 浓盐酸代替 Lucas 试剂做同样的实验，比较结果。

2. 甘油铜生成

在两支试管中分别加 5 滴 5%$CuSO_4$ 和 10 滴 5%NaOH 溶液，即得天蓝色 $Cu(OH)_2$ 沉淀，再分别滴加 5 滴甘油和乙醇，观察并对比其结果。

3. 醇的氧化反应

取两支试管，一支加入 1 滴 5% NaOH，另一支加入 3 滴浓 H_2SO_4，然后在两支试管中各加入 5 滴 0.1% $KMnO_4$ 溶液和 5 滴乙醇，振摇并比较两试管中溶液颜色的变化。将两支试管在水浴上加热再观察有什么变化。

4. 酚与溴水作用

于试管中加入 3 滴 1% 苯酚水溶液，逐滴加入饱和溴水，观察颜色变化，并注意有无沉淀析出。

5. 酚与 $FeCl_3$ 显色作用

于三支试管中分别加入 5 滴 1% 苯酚溶液、1% 邻苯二酚溶液、1% 水杨酸溶液，然后再加入 1 滴 1% $FeCl_3$ 溶液，观察各种酚出现的不同颜色及其变化，记录反应现象。

五、思考题

① 伯、仲、叔醇性质有什么规律？可以用什么反应说明？

② 多元醇有哪些特性？举例说明。

③ 酚的酸性为什么比醇强？

④ 酚的亲电取代反应为什么容易？

实验三十七　醛、酮的性质

一、实验目的

① 进一步认识醛类、酮类的性质。

② 比较醛、酮之间化学性质的差异。

二、实验原理

醛和酮都具有羰基，可与苯肼、2,4-二硝基苯肼、亚硫酸氢钠等试剂加成，可作为醛和酮的鉴别方法。托伦（Tollen）试剂、斐林（Fehling）试剂、希夫（Schiff）试剂是醛所独有的，常用来区别醛和酮。碘仿试剂常用以区别甲基酮和一般的酮。

醛、酮与 2,4-二硝基苯肼的反应原理：

$$\underset{R^1H}{\overset{R}{\diagdown}}C=O + O_2N-\hspace{-2pt}\bigcirc\hspace{-2pt}\overset{NO_2}{-}HNHH_2 \longrightarrow O_2N-\hspace{-2pt}\bigcirc\hspace{-2pt}\overset{NO_2}{-}NH-N=\underset{H(R^1)}{\overset{R}{\diagup}}C$$

醛、酮与亚硫酸氢钠试剂的反应原理：

$$NaHSO_3 + R-\overset{O}{\overset{\|}{C}}-H(CH_3) \longrightarrow \underset{HO}{\overset{R}{\diagup}}\hspace{-4pt}\underset{SO_3Na}{\overset{H(CH_3)}{\diagdown}}C \quad\downarrow$$

$$\overset{Na_2CO_3}{\longrightarrow} R-\overset{O}{\overset{\|}{C}}-H(CH_3) + Na_2SO_3 + NaHCO_3$$

$$\overset{HCl}{\longrightarrow} R-\overset{O}{\overset{\|}{C}}-H(CH_3) + SO_2 + H_2O$$

醛、酮与碘仿试剂的反应原理：

$$R-\overset{O}{\overset{\|}{C}}-CH_3 + NaOI \xrightarrow{NaOH} RCOONa + CHI_3 \downarrow$$

醛与 Tollen 试剂的反应原理：

$$RCHO + 2Ag(NH_3)_2OH \longrightarrow RCOONH_4 + 2Ag + H_2O + 3NH_3$$

醛与 Fehling 试剂的反应原理：

$$RCHO + 2Cu(OH)_2 + NaOH \longrightarrow RCOONa + Cu_2O + 3H_2O$$

三、仪器与试剂

仪器：试管、胶头滴管、恒温水浴锅。

试剂：苯甲醛、甲醛溶液、乙醛、丙酮、乙醇、饱和 $NaHSO_3$ 溶液、2,4-二硝基苯肼试剂、碘溶液、斐林试剂、5% $AgNO_3$ 溶液、5% NaOH 溶液、5% NH_4OH 溶液、希夫试剂。

四、实验步骤

(一) 醛、酮的共性反应

1. 与亚硫酸氢钠的加成反应

取两支干燥试管，各加入 10 滴饱和 $NaHSO_3$ 溶液，然后再分别加入 3 滴苯甲醛和丙酮，振摇后将试管放入冷水中冷却，观察有无结晶析出。

饱和 $NaHSO_3$ 溶液配制：在 100mL 40％ $NaHSO_3$ 溶液中，加 25mL 不含醛的乙醇，滤掉析出的结晶，临用时配制。

2. 与 2,4-二硝基苯肼的反应——腙的生成

取 3 支试管，各加入 5 滴 2,4-二硝基苯肼，然后分别加入 1 滴甲醛溶液、乙醛、丙酮，观察析出的结晶，并注意其颜色。

2,4-二硝基苯肼试剂的配制：取 1g 2,4-二硝基苯肼，溶于 7.5mL 浓 H_2SO_4 中，将此溶液加到 75mL 95％乙醇中，然后用水稀释到 250mL，必要时需过滤。

3. 碘仿反应

取 4 支小试管，分别加入 3 滴甲醛溶液、乙醛、乙醇、丙酮，再各加入 10 滴碘溶液，并逐滴加入 5％NaOH 溶液至碘液颜色恰好消失为止，观察有何变化和嗅其气味，如出现白色乳液，可把试管放到 50～60℃的水浴中，温热几分钟再观察。

碘溶液配制：取 2g 碘和 5g 碘化钾，溶于 100mL 水中即得。

(二) 醛的特殊反应

1. 斐林反应

在 4 支试管中分别加入斐林溶液Ⅰ及斐林溶液Ⅱ各 5 滴，然后分别加 2 滴甲醛溶液、乙醛、丙酮、苯甲醛，振摇均匀后，在水浴中加热，观察发生的现象。

斐林（Fehling）试剂的配制：因酒石酸钾钠和氢氧化铜的配合物不稳定，故需要分别配制，实验时将两溶液等量混合。

斐林溶液Ⅰ：34.6g $CuSO_4 \cdot 5H_2O$ 加水至 500mL；斐林溶液Ⅱ：173g 酒石酸钾钠加 70g NaOH 溶于 500mL 水。

2. 银镜反应

① 取 2mL 5％$AgNO_3$ 溶液，加入 1 滴 5％NaOH 溶液，即析出沉淀，再逐滴加入 5％NH_4OH 溶液，不断振摇，使析出的沉淀恰好溶解为止，即得氢氧化银的氨溶液，简称银氨溶液，此溶液又称托伦试剂（Tollen 试剂）。

② 将配好的银氨溶液分别放在 4 支洁净（洗至不带水珠）的试管中，分别加入甲醛溶液、乙醛、丙酮、苯甲醛 2～3 滴，摇匀，在水浴上加热，观察现象。

试管若不干净，金属银呈黑色细粒状沉淀，不呈现银镜。实验完毕后，应加少量硝酸，立刻煮沸洗去银镜。

3. 品红醛（Schiff 试剂）实验

取 3 支试管各加入品红试剂 2 滴，然后再分别加入甲醛溶液、乙醛、丙酮各 2 滴，以观察其颜色变化。

希夫试剂的配制：取 0.2g 品红加 120mL 蒸馏水，微热使其溶解，冷却，然后加入 20mL 亚硫酸氢钠溶液（1∶10），加 2mL 盐酸，再加蒸馏水稀释至 200mL，加 0.1g 活性炭，搅拌并迅速过滤，放置 1h 后即可使用，本试剂应临用时配制并密封保存，否则 SO_2 逐渐逸去而恢复品红的颜色。遇此情况，应再通入 SO_2，待颜色消失后使用，试剂中过量的 SO_2 越少，反应越灵敏。

五、思考题

① 鉴别醛和酮有哪些简便方法？

② 什么叫卤仿反应？具有哪种结构的化合物能发生卤仿反应？

实验三十八　羧酸及其衍生物的性质

一、实验目的

① 掌握羧酸及其衍生物的性质。

② 熟悉乙酰乙酸乙酯的酮式的互变异构现象。

③ 了解羟肟酸铁盐在鉴定羧酸衍生物中的应用。

二、实验原理

羧酸在水中能电离出氢离子，因此显酸性。

酰氯、酸酐、酯、酰胺均为羧酸的衍生物，与水作用产生水解反应而生成相应的酸。水解反应的难易次序为：酰卤、酸酐、酯、酰胺。例：乙酰氯遇水起猛烈的放热反应，水解成乙酸；乙酸酐需加热才能水解完全；而酯及酰胺的水解常用酸、碱催化。

羧酸衍生物可与羟氨作用生成异羟肟酸，遇三氯化铁生成酒红色的异羟肟酸铁，可供鉴别用。酰卤、酸酐也有此反应。

乙酰乙酸乙酯（β-丁酮乙酯），是一个酮式和烯醇式的混合物，在常温下可以互相转变，发生互变异构现象，因此在乙酰乙酸乙酯中加入三氯化铁试液会引起显色反应。

三、仪器与试剂

仪器：试管、胶头滴管、pH 试纸、水浴锅。

试剂：乙酸、冰醋酸、异戊醇、乙酰乙酸乙酯、浓 H_2SO_4、乙酸乙酯、稀 H_2SO_4（体积比 1∶5）、5％NaOH、2％$FeCl_3$、2,4-二硝基苯肼溶液、溴水。

四、实验步骤

（一）羧酸的性质

1. 羧酸的酸性

羧酸在水中可解离出氢离子而显酸性，可用细玻璃棒蘸取少量的乙酸，用广泛 pH 试纸，检查其酸性。

2. 酯的生成

操作：在两支干燥试管中，各加入 1mL 冰醋酸和 1mL 异戊醇，其中之一再加入 2 滴浓 H_2SO_4，振荡后，置于水浴上加热 10min。然后把试管取出，浸入冷水里冷却，每支试管各加 2mL 冷水，嗅酯的香味，观察酯层量的多少。

（二）羧酸衍生物的性质

在试管中加入 10 滴蒸馏水、5 滴乙酸乙酯，再加入 1 滴稀 H_2SO_4，振摇后，将试管浸入 60～70℃水浴中加热，不断振摇，至酯层消失（生成乙酸、乙醇）。检查是否有乙酸生成的方法：取酯水解后的溶液，小心地用 5％NaOH 溶液中和至中性（注意

NaOH 不能过量，随时用 pH 试纸检查），然后向溶液中加入 2 滴 5％FeCl₃ 溶液，溶液呈棕红色，加热煮沸后生成棕红色的絮状沉淀。

（三）乙酰乙酸乙酯的化学性质——互变异构现象

1. 酮式的化学性质

于试管中加入 0.5mL 2,4-二硝基苯肼溶液，再加 1 滴乙酰乙酸乙酯，充分振摇，观察现象。

2. 烯醇式的化学性质

于试管中加入 0.5mL 水、1 滴乙酰乙酸乙酯，振摇使之溶解，再加 1 滴 1％ FeCl₃ 试液，溶液呈紫红色。

3. 酮式与烯醇式的互变异构

取 1 滴乙酰乙酸乙酯与 1mL 乙醇混合后，加入 1％FeCl₃ 试液 1 滴，反应液显紫红色，振摇下加溴水数滴，反应液变成无色，但放置片刻，又显紫红色。

五、思考题

① 酯、酰卤、酸酐、酰胺的水解产物是什么？

② 浓硫酸在酯化反应中起什么作用？

实验三十九 胺的性质

一、实验目的

① 掌握脂肪胺和芳香胺化学反应的共同性和相异性。

② 用简单的化学方法区别第一、第二和第三胺。

③ 熟悉脂肪胺和芳香胺的性质。

二、实验原理

胺类具有碱性，脂肪胺碱性大于芳香胺。胺与盐酸成盐，水溶性增大。

伯胺、仲胺、叔胺 3 种胺与亚硝酸作用，生成物不同，利用这个反应可鉴别这 3 种胺。

苯胺与溴水作用，则在苯核上发生溴代反应，生成三溴苯胺。苯胺易被氧化，用重铬酸钾氧化后，生成苯胺黑。

三、仪器与试剂

仪器：试管、胶头滴管、pH 试纸、水浴锅、冰。

试剂：苯胺、N-甲基苯胺、N,N-二甲基苯胺、5％NaOH、10％NaOH、20％NaOH、苯磺酰氯、浓 HCl、5％NaNO₂、β-萘酚碱性溶液、饱和溴水。

四、实验步骤

1. 弱碱性

取 1mL 水置于试管中，滴加 5 滴苯胺，振摇，观察苯胺是否溶于水。然后加入 3 滴浓 HCl，振摇观察其变化。全部溶解后，再加入 3～4 滴 20％NaOH 溶液，观察现象。

2. 苯胺与溴水作用

在试管中加入 2～3mL 水，再加入 1 滴苯胺，振摇使其全部溶解后，取此苯胺水溶液 1mL，逐滴加入饱和溴水，观察现象。

3. 与苯磺酰氯反应（Hinsberg 实验）

取三支试管，分别加入苯胺、N-甲基苯胺、N,N-二甲基苯胺各 1 滴以及 10％NaOH 10 滴、苯磺酰氯 2 滴，塞住管口，剧烈振摇，并在水浴中温热（不可煮沸），直到苯磺酰氯气味消失，按不同现象区别伯胺、仲胺、叔胺 3 种胺。

4. 与亚硝酸反应

（1）芳伯胺的重氮化与偶合反应

于试管中加入 2 滴苯胺、0.5mL 水及 6 滴浓 HCl，振摇均匀后浸在冰水中冷至 0℃，在振摇下慢慢加入 5％NaNO₂ 溶液 3 滴得到澄明溶液，往此溶液中加入 2 滴 β-萘酚碱性溶液，即析出橙红色沉淀。

（2）芳仲胺生成 N-亚硝基取代物

于试管中加入 2 滴 N-甲基苯胺、0.5mL 水及 3 滴浓 HCl，于冰水中冷却后，在不断振荡下慢慢滴加 5％NaNO$_2$ 溶液 5 滴，溶液中立即产生黄色油珠或固体沉淀。

（3）芳叔胺生成环上对位亚硝基取代物

于试管中加入 2 滴 N,N-二甲基苯胺、3 滴浓 HCl，振摇，于冰水溶中冷却后，滴加 5％NaNO$_2$ 溶液 3 滴，即有黄色固体（对亚硝基-N,N-二甲基苯胺盐酸盐）析出，加 5％NaOH 溶液中和至碱性后，沉淀变为绿色（对亚硝基-N,N-二甲基苯胺）。

β-萘酚碱性溶液的配制：4g β-萘酚溶于 40mL 5％NaOH 中即成，最好用新配制的。酚类与重氮化合物发生偶合反应，有时在弱酸性条件下进行，一般多在中性或弱碱性溶液中进行，而胺类与重氮化合物的反应则宜在中性或弱酸性溶液中进行。

五、思考题

① 讨论重氮化反应和偶合反应的条件、用途。

② 怎样鉴别伯胺、仲胺、叔胺？

实验四十　淀粉的性质

一、实验目的

① 熟悉淀粉的提取方法。

② 掌握淀粉遇碘显色的原理和方法。

③ 进一步了解淀粉的性质和淀粉水解的原理和方法。

二、实验原理

淀粉与碘作用呈蓝色，是由于淀粉与碘作用形成了碘-淀粉的吸附性复合物，这种复合物是由于淀粉分子的每 6 个葡萄糖基形成的 1 个螺旋圈束缚 1 个碘分子，所以当受热或者淀粉被降解时，都可以使淀粉螺旋圈伸展或者解体，失去淀粉对碘的束缚，因而蓝色消失。

淀粉在酸催化下加热，逐步水解成分子量较小的低聚糖，最终水解成葡萄糖：

$$(C_6H_{12}O_5)_m \longrightarrow (C_6H_{10}O_5)_n \longrightarrow C_{12}H_{22}O_{11} \longrightarrow C_6H_{12}O_6$$

　　　淀粉　　　　　　　糊精　　　　　麦芽糖　　　　葡萄糖

淀粉完全水解后，失去与碘的呈色能力，同时出现单糖的还原性，与班氏试剂反应，使 Cu^{2+} 还原为红色或黄色的 Cu_2O。

三、仪器与试剂

仪器：水浴锅、纱布、烧杯、量筒、试管、试管夹、胶头滴管、玻璃棒、托盘天平、研钵。

试剂：马铃薯、1％淀粉溶液、稀碘液、乙醇、10％NaOH 溶液、班氏试剂、20％硫酸、10％碳酸钠溶液。

四、实验步骤

1. 淀粉的提取

① 称生马铃薯碎块 10g，放入研钵中，加 10mL 水，捣碎研磨 10min。

② 用双层纱布过滤，除去粗颗粒，重复上述操作一次，滤液中的淀粉很快沉到底部。

③ 自然沉淀 5min，将上层清水倒掉，下层即为粗淀粉。

2. 淀粉与碘的反应

① 取少量自制淀粉于试管中，加 1～3 滴稀碘液，观察反应的颜色。

② 取试管三支，编号，加入 1％淀粉溶液 3～5 滴，再加 2 滴稀碘液，摇匀后，观察颜色是否变化。

1 号试管水浴锅加热，观察颜色是否褪去，冷却后，再观察颜色变化。

2 号试管加入乙醇几滴，观察颜色变化，如无变化可多加几滴。

3号试管加入 10％NaOH 溶液几滴，观察颜色变化。

3. 淀粉的水解

① 在 100mL 小烧杯内加 1％淀粉溶液 30mL 及 20％硫酸 1mL，于水浴锅中加热煮沸。

② 每隔 3min 取出反应液 2 滴，置于试管中加入 2～3 滴稀碘液，待反应液不与碘起呈色反应后，记录反应时间。

③ 取 1mL 此液置于试管内，用 10％碳酸钠溶液 2mL 中和后，加入 2mL 班氏试剂，加热，观察并记录反应现象。

五、注意事项

① 淀粉提取时水浴温度不能超过 50℃，否则会因溶解度增大而减少提取量。

② 倾出上清液时要尽可能小心，避免沉降的淀粉被振动起来。

③ 淀粉水解的中间产物糊精（有分子量较大的红糊精和分子量较小的白糊精）对碘反应的颜色变化是紫色→棕色→黄色，若淀粉水解不彻底，也会有不同的颜色出现。

六、思考题

如何验证淀粉有没有还原性？

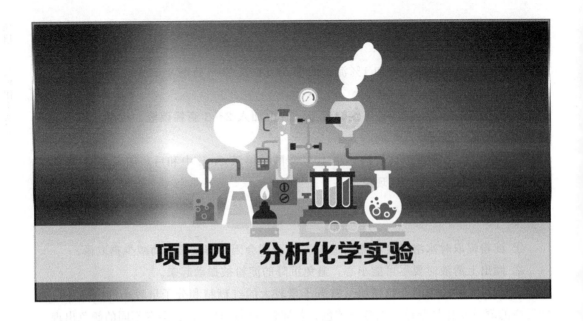

项目四　分析化学实验

实验四十一　分析化学实验基本知识

一、滴定分析中的常用玻璃仪器

在分析化学的基本滴定操作中，最常使用的玻璃仪器主要是滴定管、锥形瓶、容量瓶和移液管或吸量管，另外天平称量中用到称量瓶，还经常使用烧杯和量筒。下面分别加以介绍。

1. 普通玻璃仪器

称量瓶是带磨口塞的圆柱形玻璃瓶（图 4-1），有扁形和高形两种。前者常用于测定水分、干燥失重及烘干基准物质；后者常用于称量基准物质、试样等，而且可用于易潮和易吸收 CO_2 的试样的称量。

锥形瓶是纵剖面为三角形的滴定反应器。口小、底大，有利于滴定过程中振摇充分而液体不易溅出。锥形瓶可在石棉网上加热，一般在常量分析中所用的规格为 250mL，是滴定分析中必不可少的玻璃仪器。

在碘量法滴定分析中常用一种带磨口塞、水封槽的特殊锥形瓶，称为碘量瓶（图 4-2）。使用碘量瓶可减小碘的挥发而引起的测定误差。

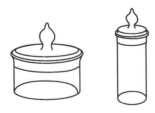

图 4-1　称量瓶

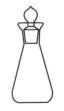

图 4-2　碘量瓶

2. 容量分析仪器

滴定管、容量瓶、移液管和吸量管是滴定分析中准确测量溶液体积的容量分析仪器。溶液体积测量准确与否将直接影响滴定结果的准确度。通常体积测量的相对误差比天平称量要大，而滴定分析结果的准确度是由误差最大的因素决定的，因此，准确测量溶液体积显得尤为重要。

在滴定分析中，容量分析仪器分为量入式和量出式两种。常见的量入式容量分析仪器（标有 In）有容量瓶，用于测量容器中所容纳的液体体积，该体积称为标称体积；常见的量出式容量分析仪器（标有 Ex）有滴定管、移液管和吸量管，用于测量从容器中排（放）出的液体体积，称为标称容量。

滴定管是管身细长、内径均匀、刻有均匀刻度线的玻璃管，管的下端有一玻璃尖嘴（图 4-3），通过玻璃旋塞或乳胶管连接，用以控制液体流出滴定管的速度。常量分析所用的滴定管有 25mL、50mL 两种规格；半微量分析和微量分析中所用的滴定管有 10mL、5mL、2mL、1mL 等规格，本书介绍的滴定管的标称容量为 50mL，其最小刻度为 0.1mL，读数时可估计到 0.01mL。

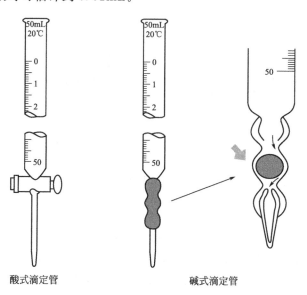

图 4-3　酸、碱滴定管

滴定管有酸式滴定管和碱式滴定管两种（图 4-3）。酸式滴定管下端有玻璃旋塞，用于装酸性溶液和氧化性溶液，不宜装碱性溶液。碱式滴定管下端连接一段乳胶管，管内有一粒大小合适的玻璃珠，以控制溶液的流出，长时间不用会导致碱式滴定管乳胶管老化、弹性下降，需及时更换乳胶管，乳胶管下端连接一尖嘴玻璃管。碱式滴定管只能装碱性溶液，不能装酸性或氧化性溶液，以免乳胶管被腐蚀。

二、滴定管的使用

1. 使用前准备

（1）酸式滴定管

首先检查旋塞转动是否灵活，与旋塞套是否配套，然后检查是否漏水，称为试漏。

试漏的具体方法是将旋塞关闭，在滴定管中装满自来水至零刻度线以上，静置 2min，用干燥的滤纸检查尖嘴和旋塞两端是否有水渗出；将旋塞旋转 180°，再静置 2min，再次检查是否有水渗出。若不漏水且旋塞转动灵活，即可使用，否则应该在旋塞和旋塞套上再次均匀涂抹凡士林。

涂凡士林是酸式滴定管使用过程中一项重要而基本的操作，先将旋塞套头上的橡胶套取下，将滴定管的旋塞拔出，用滤纸将旋塞和旋塞槽内的凡士林全部擦干净，然后手指蘸取少许凡士林涂于旋塞孔的两侧［图 4-4(a)］，并使其成为一均匀的薄层，注意在靠近旋塞孔位置的中间一圈不涂凡士林，以免凡士林堵塞旋塞孔，将涂好凡士林的旋塞按照与滴定管平行的方向插入旋塞套中，按紧，然后向同一方向连续旋转旋塞［图 4-4(b)］，直至旋塞上的凡士林成均匀透明的膜。若凡士林涂得不够，会出现旋塞转动不灵活或者明显看到旋塞套上出现纹路；若凡士林涂得太多，则会有凡士林从旋塞槽两侧挤出的现象。若出现上述情况，都必须将旋塞和旋塞槽擦拭干净后重新涂凡士林。凡士林涂抹完成后为防止滴定过程中旋塞从旋塞套上脱落，必须在旋塞套的小头部分套上一个小橡胶套，在套橡胶套时，要用手指顶住旋塞柄，以防旋塞松动。整个操作进行完后还要重新检查滴定管的漏水情况。

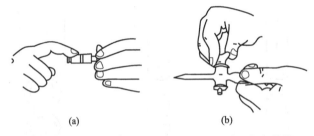

(a)   (b)

图 4-4　旋塞孔涂凡士林（a）和插入旋塞向同一方向旋转（b）

（2）碱式滴定管

先在碱式滴定管中装满水至零刻度线以上，观察尖嘴处是否有水滴渗出。若滴定管尖有水漏出，可能的原因就是橡胶管老化或者是玻璃珠过小导致漏液。因此更换老化的橡胶管，同时选择合适的玻璃珠是排除碱式滴定管漏水的方法。

检漏进行完后，洗涤滴定管是滴定管准备过程中的重要环节，一般用铬酸洗液洗涤，先将酸式滴定管中的水沥干，倒入 10mL 左右铬酸洗液（碱式滴定管应先卸下乳胶管和尖嘴，套上一个稍微老化不能使用的乳胶管，再倒入洗液，在小烧杯中用洗液浸泡尖嘴和玻璃珠），双手手心朝上慢慢倾斜，尽量放平管身，并旋转滴定管，使洗液浸润整个滴定管内壁，然后将洗液放回洗液瓶中。若滴定管沾污严重，可装满洗液浸泡或用温热的洗液浸泡，尤其是酸式滴定管尖嘴中有凡士林时，应用热水或者热洗液浸泡洗涤（必须等冷却后，再用水洗）。然后分别用自来水、去离子水洗涤三次，洗涤时应遵循少量多次原则。

2. 标准溶液的装入

为了保证装入滴定管的标准溶液不被稀释，需要用该种标准溶液润洗滴定管两次或者三次，每次用 5～10mL 标准溶液。润洗方法与铬酸洗液洗涤滴定管相同，洗涤完毕的溶液从下管口放出。注意标准溶液应从试剂瓶、容量瓶等直接倒入滴定管，不借助于任何烧杯及漏斗等中间容器，以免标准溶液的浓度改变。

标准溶液润洗进行完后，从滴定管的上管口直接加入标准溶液至零刻度线以上，装满后，检查滴定管尖嘴内是否有气泡，若有气泡，应将气泡排出，否则将造成测量误差。酸式滴定管排气泡的方法是先装满标准溶液然后迅速打开旋塞，使溶液快速冲出将气泡带出，同时可以轻轻抖动滴定管管身，保证气泡快速冲出。而对于碱式滴定管，应用左手拿住滴定管上端，左手的拇指和食指轻轻捏挤玻璃珠外侧的橡胶管，同时将尖嘴上翘，溶液慢慢流出时将气泡带走（图4-5）。注意捏挤橡胶管外侧时不要用力过大，以防止气泡重新进入滴定管中。同时由于溶液有一定的滑腻感，捏挤橡胶管时注意不要上下移动玻璃珠的位置，防止漏液。

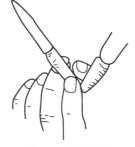

图4-5　碱式滴定管排气泡

3. 滴定管的读数

滴定管的读数误差是滴定分析的主要误差来源之一。每一个滴定数据的获得，都需经过两次读数，即起始或者零点读数以及滴定结束时的读数。

排除气泡后，使标准溶液的液面在滴定管"0"刻线以上，仔细调节液面至"0"刻线，并记录零点0.00mL；也可调液面在"0"刻线以下作为零点（一般在1.00mL范围内），但要记录其实际体积，如0.28mL等。读数时应注意：

① 读数前应等待0.5～1min，使附着在滴定管内壁的标准溶液完全流下，液面稳定不变。

② 读数时应将滴定管从滴定管架上取下，用拇指和食指握住滴定管上部，使滴定管悬垂。因为在滴定管架上不能确保滴定管处于垂直状态而造成读数误差。

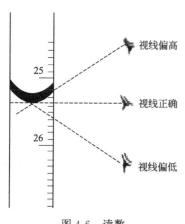

图4-6　读数

③ 无色和浅色溶液将有清晰的凹液面，读数时应保持视线与凹液面的最低点相切。视线偏高（俯视）将使读数偏小，视线偏低（仰视）将使读数偏大（图4-6）。颜色较深的溶液（如$KMnO_4$、I_2等）无法清晰辨认凹液面，读数时，应读取溶液上沿对应的数。

④ 使用"蓝带"滴定管时，凹液面中间被打断，两边凹液面交在蓝线上的交点即为读数。

⑤ 每次读数前均应检查尖嘴是否有气泡，是否有液滴悬挂在尖嘴，并根据滴定管的精密程度准确读数至×.××mL。

⑥ 由于滴定管的刻度不绝对均匀，因此为减小滴定误差，每一次滴定做完应该把滴定管加满后重新开始第二次滴定，保证使用滴定管的相同部位进行读数，这样可以消除因刻度不均匀而引起的误差。

4. 滴定操作

先将装好标准溶液并调好"零点"的（记录起始读数）滴定管垂直地夹在滴定管架上，下面的滴定台应该是白色台面，使滴定过程中的颜色变化更容易观察。滴定开始之前，必须调整好滴定管和滴定台的高度、滴定台和锥形瓶的高度。首先滴定台的前沿需要距离桌面的前沿 $10\sim15cm$，滴定的时候锥形瓶的瓶底应该距离下面的滴定台白台面 $2\sim3cm$ 高，滴定管的管尖在滴定时伸入锥形瓶的瓶口 $1\sim2cm$ 比较合适。滴定时，必须左手操作滴定管，右手握住锥形瓶并不断摇动。

使用酸式滴定管时，其手部的动作应该称为"反扣法"，将活塞套的旋塞部分冲外，用左手控制滴定管的旋塞，大拇指在前，食指及中指在后握住旋塞，无名指和小拇指弯曲靠在尖嘴上。在凡士林涂抹合适的情况下转动活塞时，稍微向手心使劲，这是为了防止滴定过程中旋塞从旋塞套中脱落，并注意手掌不要顶住旋塞，在滴定过程中左手不能离开旋塞（图 4-7）。

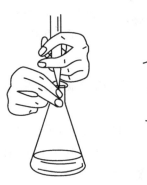
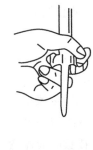
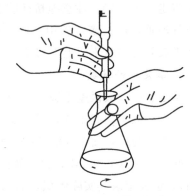

图 4-7　酸式滴定管的操作　　　　　图 4-8　碱式滴定管的操作

使用碱式滴定管时，左手大拇指在前，食指在后，另三指固定尖嘴，中指和无名指夹住管尖，用手指指尖挤压玻璃珠上半部分右侧乳胶管，使乳胶管内壁和玻璃珠之间形成一条细小的缝隙，溶液即可流出（图 4-8）。注意在挤压玻璃珠时不要挤压玻璃珠的中部，也不要挤压玻璃珠下部乳胶管，以免空气进入尖嘴，造成滴定体积测量误差。

摇动锥形瓶时，右手大拇指在前，食指和中指在后，无名指和小拇指自然微曲靠在锥形瓶前侧，手腕放松，保持锥形瓶瓶口水平；同时也可以使大拇指处于锥形瓶前，四个手指在后握住锥形瓶。滴定时使滴定管尖嘴伸入锥形瓶 $1\sim2cm$ 为宜，边滴定边摇动锥形瓶，摇动锥形瓶尽量抖动手腕，使锥形瓶里的溶液作同一方向的圆周运动（常以顺时针为宜）。不要摇动幅度过大，也不要左右振荡，谨防溶液溅出，如果有溶液溅出的情况应进行重新滴定。

滴定速度将直接影响滴定终点的观察和判断，一般情况下，滴定开始时，滴定速度可适当地快一点（视具体滴定不同有差异），其滴定的快慢程度可以用"见滴成线"来说明，但不能使滴定剂成液流线形流出。滴定时，仔细观察滴定剂滴入点周围的颜色变化，若颜色变化越来越慢则必须放慢滴定速度，需逐滴地滴加滴定剂，滴一滴，摇一摇，直至一滴溶液加入后振摇几下后颜色才变化回去，此时应半滴半滴地滴加，当溶液颜色有明显变化且 $0.5min$ 内不褪时，即到达终点，停止滴定。

控制半滴的操作是微微旋转旋塞或稍稍挤压玻璃珠上部乳胶管，使滴定剂慢慢流出，并有半滴溶液悬挂在尖嘴口（注意只要溶液没有落下，即为半滴溶液，同时有大半滴与小半滴之分，应该尽量滴入小半滴溶液），将尖嘴小心伸入锥形瓶，使半滴溶液靠在锥形瓶内壁上，然后慢慢倾斜锥形瓶，使锥形瓶中的溶液将该半滴滴定剂顺入其中，或用洗瓶以去离子水吹洗冲下；或者直接用洗瓶将半滴溶液吹入锥形瓶中。少量的锥形瓶吹洗不会影响测定的实验结果。

三、分析化学实验数据的处理

为了衡量分析结果的精密度，一般对单次测定的一组结果 χ_1，χ_2，$\cdots$，χ_n，算出算术平均值 $\overline{\chi}$ 后，应再用单次测量结果的相对偏差、平均偏差、标准偏差等表示出来，这些是分析化学实验中最常用的几种处理数据的表示方法。一般在分析化学中相对偏差、平均偏差和相对标准偏差保留一位有效数字即可。

算术平均值为：$\overline{\chi} = \dfrac{\chi_1 + \chi_2 + \cdots + \chi_n}{n} = \dfrac{\sum \chi_i}{n}$

相对偏差为：$\dfrac{\chi_i - \overline{\chi}}{\overline{\chi}} \times 100\%$

平均偏差为：$\overline{d} = \dfrac{|\chi_1 - \overline{\chi}| + |\chi_2 - \overline{\chi}| + \cdots + |\chi_n - \overline{\chi}|}{n} = \dfrac{\sum |\chi_i - \overline{\chi}|}{n}$

相对平均偏差为：$RMD = \dfrac{\overline{d}}{\overline{\chi}} \times 100\%$

标准偏差为：$s = \sqrt{\dfrac{\sum (\chi_i - \overline{\chi})^2}{n-1}}$

相对标准偏差为：$RSD = \dfrac{s}{\overline{\chi}} \times 100\%$

对分析化学实验数据的处理，有时是大宗数据的处理，甚至有时还要进行总体和样本的大宗数据的处理。例如，有些学生假期进行某流域水样的监测，就需要进行大批数据的处理。

其他有关实验数据的统计学处理，如置信度与置信区间、是否存在显著性差异的检验及对可疑值的取舍判断等，可参考有关教材和专著。

实验四十二　滴定分析操作练习

一、实验目的

① 学习滴定仪器的洗涤方法。

② 掌握滴定管、移液管及容量瓶的操作技术。

③ 学习观察与判断滴定终点。

二、实验原理

在滴定分析中，准确地测量溶液的体积，是获得良好分析结果的重要前提之一。为此，必须学会正确使用滴定仪器，否则，必定使分析工作失败。按照滴定分析仪器的使用操作规程，进行滴定操作及移液管、容量瓶的使用练习。

三、仪器与试剂

仪器：滴定管、移液管、容量瓶、胶头滴管、烧杯、量筒（100mL）、玻璃棒、分析天平、锥形瓶。

试剂：$K_2Cr_2O_7$、HCl（0.1mol/L）、NaOH（0.1mol/L）、甲基橙指示剂、酚酞指示剂。

四、实验步骤

① 滴定管、容量瓶、移液管的洗涤方法，按滴定分析基本操作进行。

② 用分析天平称取 $K_2Cr_2O_7$ 固体 0.5000g，置于小烧杯中，加水约 20mL，搅拌使其溶解后，按操作规程，定量转移到 100mL 容量瓶中，稀释至刻线，混匀。

③ 用 10mL 移液管，吸取 $K_2Cr_2O_7$ 溶液，放入 100mL 烧杯中。反复吸取、放入10 次，直至熟练。

④ 用量筒取蒸馏水 25mL 置于锥形瓶中，加入 NaOH（0.1mol/L）2mL，加甲基橙指示剂 1 滴，用装有 HCl（0.1mol/L）的酸式滴定管滴定，观察终点颜色从黄色变为橙色。再放入 NaOH（0.1mol/L）数滴，再滴定至终点，反复练习观察终点，直至操作熟练。注意练习掌握 1/2 滴、1/4 滴的操作。

⑤ 用量筒取蒸馏水 25mL 置于 250mL 锥形瓶中，加标准酸液 2mL，加酚酞 2 滴，用碱式滴定管滴定，终点颜色从无色至浅粉色。再从酸式滴定管中放几滴酸液，反复滴定，注意观察终点的颜色。

五、思考题

① 容量玻璃仪器洗净的标志是什么？为什么要达到这一要求？

② 滴定管和移液管使用前如何处理？为什么？与锥形瓶的处理有何不同？

③ 用移液管量取溶液时，最后遗留在管口内部少量溶液是否应该吹出？

④ 实验中所用的锥形瓶是否需用欲测溶液洗涤三遍？洗涤后是否需要烘干？

实验四十三　容量仪器的校正与检定

一、实验目的

① 理解容量仪器校准的必要性。

② 学会容量仪器校准的方法。

二、实验原理

容量仪器的容积并不一定与它所标示的值完全一致，也就是说，刻度不一定十分准确。因此在实验工作前，尤其对于准确度要求较高的工作，必须予以校正。

测量液体体积的基本单位是升，符号 L。1L 是指在真空中 1kg 的水在最大密度（3.98℃）时所占的体积。换句话说，就是在 3.98℃ 和真空中称量所得水的质量（g），在数值上就等于它的体积（mL）。

但是，在实际工作中，容器中的水质量是在室温下和空气中称量的。因此必须考虑如下三个方面的影响。

1. 由于空气浮力使质量改变的校正

在空气中称重时由于空气浮力引起减少的质量，等于水所排出的空气的质量。同理，砝码也是如此。但因砝码的密度比水的密度大，当两者质量相等时，砝码的体积较小因而所减少的质量也较小。因此，水的真实质量 W_v 应为在空气中所称得的质量 W_a 加上一个校正数 A，其值等于水所排出的空气和砝码所排出的空气的质量差：

$$A = d_a \left(\frac{W_a}{d_{水}} - \frac{W_a}{d_w} \right)$$

式中，d_a、$d_{水}$ 和 d_w 分别为空气、水和砝码的密度。

在空气中称得水的质量为 W_ag 时，在真空中应重 $(W_a + A)$g，它在 3.98℃ 时占有的容积为 $(W_a + A)$mL。

2. 由于水的密度随温度而改变的校正

在称量水的质量时，水温一般都高于 3.98℃。由于在此情况下水的密度随温度增高而减小，所以同质量的水在较高温度时占有较大的体积，或者说，它的实际体积的毫升数比它的实际质量的克数大些。设这一校正数为 B，则 W（即 $W_a + A$）g 的水在 t℃ 时所占的体积应等于 $(W_a + A + B)$mL。B 的数值可按照下式从不同温度下水的密度值计算：

$$B = \frac{W_v}{d_t} - W_v$$

式中，d_t 为水在 t℃ 时的密度。

这样，水在 t℃ 时的体积应等于 $(W_a + A + B)$mL。

3. 由于玻璃容器本身容积随温度而改变的校正

随温度的变化，不仅水的体积改变，而且玻璃容器本身的容积也在改变。为了统一，一般规定以 20℃为测量玻璃容器容积的标准温度。不在 20℃校正时，就要加上校正值 C，其数值可按下式计算：

$$C=0.000025V_t(20-t)$$

式中，V_t 为容器在 t℃时的容积；0.000025 为玻璃的体积膨胀系数。

因此容器在 20℃时的真实容积应等于 (W_a+A+B)mL。

通过上述三项校正，即可计算出在某一温度时需称多少克的水（在空气中，用黄铜砝码）才能使它所占的体积恰好等于 20℃时该容积所指的容积。

为了便于计算，将 20℃容积为 1L 的玻璃容器，在不同温度时所应盛水的质量列于表 4-1 中。

表 4-1 不同温度下 1L 水的质量

温度/℃	1L 水在空气中的质量(用黄铜砝码称量)/g	温度/℃	1L 水在空气中的质量(用黄铜砝码称量)/g
10	998.39	21	997.00
11	998.32	22	996.80
12	998.23	23	996.60
13	998.14	24	996.38
14	998.04	25	696.17
15	997.93	26	995.93
16	997.80	27	995.69
17	997.66	28	995.44
18	997.51	29	995.18
19	997.35	30	994.91
20	997.18		

应用此表来校正容量仪器是很方便的。例如，在 15℃时，欲称取在 20℃时体积恰为 1L 的水，其值为 997.93g；反之，亦能从水的质量换成体积。

三、实验步骤

1. 滴定管的校正

将蒸馏水装入已洗净的滴定管中，调节水的弯月面至零刻度处，然后按照滴定管的放液速度放出一定体积的水到已称重的小锥形瓶（最好是有玻璃塞的）中，再称重，两次质量之差，即为水的质量。然后用实验温度时 1mL 水的质量（从表 4-1 查得）来除水的质量，即可得真实体积。按规定，常量滴定管分五段进行校正。现举一实验数据为例列于表 4-2 供参考。

表 4-2 50mL 滴定管的校正表

滴定管读取容积/mL	瓶和水质量/g	空瓶质量/g	水质量/g	真实容积/mL	校正值/mL
0.00~10.00	44.74	34.80	9.94	9.97	−0.03
0.00~20.00	64.64	44.74	19.90	19.95	−0.05
0.00~30.00	94.49	64.64	29.85	29.92	−0.08
0.00~40.00	74.77	34.90	39.87	39.97	−0.03
0.00~50.00	84.73	34.88	49.85	49.98	−0.02

校正时水的温度为 18℃，1.00mL 水的质量为 0.99751g。

校准时需要注意：

① 称量时称准到 0.01g 即可。

② 最好使用同一容器从头做到尾，至少也要尽量减少清空次数；每次清空后，容器外面不可有水，瓶口内残留的水也要用滤纸吸干；从滴定管往容器中放水时，尽可能不要沾湿瓶口，也不要溅失。这都是为了减小误差。

2. 移液管的校正

将移液管洗净，吸取蒸馏水至标线以上，调节水的弯月面至标线，按前述的使用方法将水放入已称重的锥形瓶中，再称量。两次质量之差为量出水的质量。从表 4-1 查得该实验温度时每毫升水的质量除水的质量，即得移液管的真实容积。

3. 容量瓶的校正

将洗净的容量瓶倒置控干，并使之自然干燥，称空瓶重。注入蒸馏水至标线，注意瓶颈内壁标线以上不能挂有水滴，再称量，两次质量之差即为瓶中的水质量。从表 4-1 查得该实验温度时每毫升水的质量除水的质量，即得该容量瓶的真实容积。

实际上，移液管常与容量瓶配合使用，这时重要的不是知道移液管和容量瓶的绝对容积，而是要知道它们之间的容积是否成准确比例，因此只作相对校正便可。例如，校正 100mL 容量瓶与 25mL 移液管时，可用移液管吸取 4 次蒸馏水，转移入容量瓶中，检查液面是否与容量瓶标线一致，如不一致，可在瓶颈液面处作一新记号。使用时，将溶液稀释至新标志处。用这支移液管从这个容量瓶中吸取一管溶液，就是全部溶液体积的 1/4。

四、思考题

① 影响容量仪器校正的主要因素有哪些？

② 校正滴定管时，为什么每次放出的水都要从零刻度线开始？

③ 100mL 的容量瓶，如果与标线相差 0.40mL，问此体积的相对误差是多少？如分析试样时，称取试样 0.5000g，溶解后定量转入容量瓶中，移取 25.00mL 测定，那么称量差值是多少？称样的相对误差是多少？

④ 校正容量仪器为什么要求使用蒸馏水而不用自来水？为什么要测水温？

⑤ 为什么容量仪器都按 20℃ 体积进行？

实验四十四　HCl 标准溶液的配制与标定

一、实验目的

① 掌握减量法准确称取基准物的方法。

② 掌握滴定操作并学会正确判断滴定终点的方法。

③ 学会配制和标定盐酸标准溶液的方法。

二、实验原理

由于浓盐酸容易挥发，不能用它来直接配制具有准确浓度的标准溶液，因此，配制 HCl 标准溶液时，只能先配制成近似浓度的溶液，然后用基准物质标定它们的准确浓度，或者用另一已知准确浓度的标准溶液滴定该溶液，再根据它们的体积比计算该溶液的准确浓度。

标定 HCl 溶液的基准物质常用的是无水 Na_2CO_3，其反应式如下：

$$Na_2CO_3 + 2HCl = 2NaCl + CO_2 \uparrow + H_2O$$

滴定至反应完全时，溶液 pH 为 3.89，通常选用溴甲酚绿-甲基红混合液或甲基橙作指示剂。

三、仪器与试剂

仪器：酸式滴定管、分析天平、称量瓶、量筒（100mL）、烧杯（100mL）、锥形瓶、玻璃棒、试剂瓶、滴管。

试剂：浓盐酸（相对密度 1.19）、无水碳酸钠、甲基橙指示剂、蒸馏水。

四、实验步骤

1. 0.1mol/L 盐酸标准溶液的配制

量取 2.2mL 浓盐酸，注入 250mL 水中，摇匀。装入试剂瓶中，贴上标签。

2. 盐酸标准溶液的标定

① 减量法准确称取 0.1900～0.2100g 基准无水碳酸钠 3 份于编号好的烧杯中。

② 在锥形瓶中加入 25mL 蒸馏水中，加 2～3 滴甲基橙作指示剂，用配制好的盐酸标准溶液滴定至溶液由黄色变为橙色，记下盐酸标准溶液所消耗的体积，平行测 3 组。

③ 同时做空白实验（空白实验即不加无水碳酸钠重复上述操作）。

3. 数据记录

（1）计算公式

盐酸标准溶液的浓度计算式：

$$c(HCl) = 2\frac{m(Na_2CO_3)}{106(V_{HCl} - V_0)} \times 1000$$

式中　$c(HCl)$——盐酸标准溶液物质的量浓度，mol/L；

$m(\mathrm{Na_2CO_3})$——无水碳酸钠质量，g；

V_{HCl}——盐酸标准溶液用量，mL；

V_0——空白实验盐酸标准溶液用量，mL；

106——无水碳酸钠的摩尔质量，g/mol。

（2）数据处理

实验数据记录在表 4-3 中。

表 4-3　HCl 标准溶液标定数据处理

项目 ＼ 次数	1	2	3	空白值
无水碳酸钠质量/g				0.0000
HCl 初读数/mL				
HCl 终读数/mL				
$V(\mathrm{HCl})/\mathrm{mL}$				
$c(\mathrm{HCl})/(\mathrm{mol/L})$				
$\bar{c}(\mathrm{HCl})/(\mathrm{mol/L})$				
相对平均偏差/%				

五、注意事项

① 干燥至恒重的无水碳酸钠有吸湿性，因此在标定中精密称取基准无水碳酸钠时，宜采用"减量法"称取，并应迅速将称量瓶加盖密闭。

② 在滴定过程中产生的二氧化碳，使终点变色不够敏锐。因此，在溶液滴定进行至临近终点时，应将溶液加热煮沸或剧烈摇动，以除去二氧化碳，待冷至室温后，再继续滴定。

六、思考题

① 实验中所用锥形瓶是否需要烘干？加入蒸馏水的量是否需要准确？

② 用碳酸钠标定盐酸标准溶液，滴定至近终点时，为什么需将溶液煮沸？煮沸后为什么又要冷却后再滴至终点？

③ 用碳酸钠为基准物质标定 HCl 标准溶液的浓度，一般应消耗 HCl 标准溶液（0.1mol/L）约 22mL，问应称取碳酸钠多少克？

实验四十五　药用硼砂的含量测定

一、实验目的

① 掌握用中和法测定硼砂含量的原理和操作。

② 掌握甲基红指示剂的滴定终点。

二、实验原理

硼砂是四硼酸的钠盐，因为硼酸是弱酸（$K_a = 6.4 \times 10^{-10}$），所以可用 HCl 标准溶液直接滴定。其反应为：

$$Na_2B_4O_7 \cdot 10H_2O + 2HCl \Longrightarrow 4H_3BO_3 + 2NaCl + 5H_2O \quad (M_{硼砂} = 381.4 \text{g/mol})$$

滴定至化学计量点时为 H_3BO_3 的水溶液，此时溶液的 pH 值可根据生成的硼酸的浓度及它的电离常数来计算。设用 HCl 液（0.1mol/L）滴定 $Na_2B_4O_7$ 液（0.05mol/L），化学计量点时：

$$[H^+] = \sqrt{K_a c} = \sqrt{6.4 \times 10^{-10} \times 0.1} = 8 \times 10^{-6}$$
$$pH = -\lg(8 \times 10^{-6}) = 5.1$$

应选用甲基红（变色范围 4.4~6.2）作指示剂。

三、仪器与试剂

仪器：分析天平、称量纸、酸式滴定管（50mL）、锥形瓶（250mL）、量筒（100mL）、电炉（水浴锅）、玻璃棒、滴管。

试剂：药用硼砂固体、HCl 标准溶液（0.1000mol/L）、甲基红指示剂（0.1%乙醇溶液）。

四、实验步骤

1. 药用硼砂含量的测定

① 采用直接称量法精确称取已烘干备用的药用硼砂（0.3800~0.4200g）3 份，置于编好号的锥形瓶中。

② 在锥形瓶中加入蒸馏水 25mL，水浴锅加热，用玻璃棒小心搅拌，使之溶解，加入 1~2 滴甲基红指示剂。

③ 从滴定管中将盐酸标准溶液滴入锥形瓶中，不断振摇。滴至锥形瓶中溶液颜色由黄色恰好变为橙红色 0.5min 不褪色为终点，读数，平行测定 3 次。

2. 数据处理

① 按下式计算硼砂的质量分数。

$$w(Na_2B_4O_7 \cdot 10H_2O) = \frac{c(HCl)V(HCl)M(Na_2B_4O_7 \cdot 10H_2O)}{2000m_s} \times 100\%$$

式中　　　　$c(HCl)$——盐酸标准溶液物质的量浓度，mol/L；

$V(\mathrm{HCl})$——盐酸标准溶液用量，mL；

m_s——药用硼砂试样质量，g；

$M(\mathrm{Na_2B_4O_7 \cdot 10H_2O})$——硼砂的摩尔质量，381.4g/mol。

② 实验数据记录在表 4-4 中。

表 4-4　药用硼砂的含量测定数据处理

次　数 项　目	1	2	3
药用硼砂质量/g			
HCl 初读数/mL			
HCl 终读数/mL			
$V(\mathrm{HCl})$/mL			
药用硼砂质量分数/%			
药用硼砂质量分数平均值/%			
相对平均偏差/%			

五、思考题

① 硼砂和硼酸的混合物样品，你将怎样设计分析方案？

② 用 HCl（0.1mol/L）滴定硼砂的实验中，能用甲基橙指示终点吗？若用酚酞作指示剂会产生多大误差？

③ 哪些盐类可用酸碱滴定法的直接法进行测定？

实验四十六　NaOH 标准溶液的配制与标定

一、实验目的

① 掌握氢氧化钠标准溶液的配制和标定方法。

② 巩固用递减法称量固体物质。

③ 熟悉滴定操作并掌握滴定终点的判断。

二、实验原理

NaOH 易吸收空气中的 CO_2 而生成 Na_2CO_3，反应式为：

$$2NaOH + CO_2 \Longrightarrow Na_2CO_3 + H_2O$$

由于 Na_2CO_3 在饱和 NaOH 溶液中不溶解，因此将 NaOH 制成饱和溶液，其含量约 52%（质量分数），相对密度为 1.56。待 Na_2CO_3 沉淀后，量取一定量的上清液，稀释至一定体积即可。用来配制 NaOH 的纯水，应加热煮沸放冷，除去水中的 CO_2。

通常用邻苯二甲酸氢钾标定 NaOH 滴定液，标定反应如下：

$$\text{COOH} + NaOH \longrightarrow \text{COONa} + H_2O$$

计量点时，生成的弱酸强碱盐水解，溶液为碱性，采用酚酞作指示剂。

三、仪器与试剂

仪器：分析天平、碱式滴定管（50mL）、吸量管、锥形瓶、量筒（100mL）、洗耳球、毛刷、滴管、台秤、烧杯、玻璃棒、试剂瓶。

试剂：酚酞指示剂、NaOH（s）、邻苯二甲酸氢钾。

四、操作步骤

1. NaOH 标准溶液的配制

① NaOH 饱和溶液的配制：用台秤称取 120g NaOH 固体，倒入装有 100mL 纯水的烧杯中，搅拌使之溶解成饱和溶液。贮于塑料瓶中，静置数日，澄清后备用。

② NaOH 标准溶液的配制（0.1mol/L）：取澄清的 NaOH 饱和溶液 2.8mL，置于 1000mL 试剂瓶中，加新煮沸冷却的蒸馏水 500mL，摇匀密塞，贴上标签，备用。

2. NaOH 标准溶液的标定

① 用减量法精密称取在 105～110℃干燥至恒重的基准物邻苯二甲酸氢钾 3 份，每份约 0.5g，置于编好号的 250mL 锥形瓶中。

② 在锥形瓶中加入蒸馏水 50mL，使之完全溶解。加酚酞指示剂 2 滴，用待标定的 NaOH 标准溶液滴定至溶液呈淡红色，且 30s 不褪色即可。平行测定三次。

③ 同时做空白实验（空白实验即不加邻苯二甲酸氢钾重复上述操作）。

3. 数据处理

（1）计算公式

按下式计算 NaOH 标准溶液的浓度：

$$c(\text{NaOH}) = \frac{m}{V(\text{NaOH})M(\text{KHC}_8\text{H}_4\text{O}_4)} \times 10^3$$

式中　$c(\text{NaOH})$——NaOH 标准溶液物质的量浓度，mol/L；

　　　$V(\text{NaOH})$——NaOH 溶液用量，mL；

　　　　　m——邻苯二甲酸氢钾质量，g。

（2）数据处理

实验数据记录在表 4-5 中。

表 4-5　NaOH 标准溶液标定数据处理

项目 ＼ 次数	1	2	3	空白值
邻苯二甲酸氢钾质量/g				0.0000
NaOH 初读数/mL				
NaOH 终读数/mL				
$V(\text{NaOH})$/mL				
$c(\text{NaOH})$/(mol/L)				
$\bar{c}(\text{NaOH})$/(mol/L)				
相对平均偏差/%				

五、思考题

① 为什么 NaOH 标准溶液要用标定法配制而不用直接法配制？

② 配制 NaOH 标准溶液和溶解邻苯二甲酸氢钾时，为什么要求用新沸冷却的蒸馏水？

③ 盛 NaOH 的瓶子为什么不能用玻璃塞？每次取出 NaOH 溶液后为什么必须橡胶塞立即塞紧？

④ 滴定管内气泡未除尽，对滴定结果有何影响？

⑤ 本实验除用酚酞外，还可以选用什么指示剂指示终点？

实验四十七　药用 NaOH 的含量测定

一、实验目的

① 学习容量瓶、移液管的使用方法，进一步熟悉酸式滴定管的操作方法。

② 掌握药用 NaOH 中总碱度测定的原理和方法。

二、实验原理

NaOH 易吸收空气中的 CO_2 使一部分 NaOH 变成 Na_2CO_3，即形成 Na_2CO_3 和 NaOH 的混合物。采用双指示剂法，可以测定各组分的含量。

首先，在碱液中加入酚酞指示剂，用 HCl 标准溶液滴定至溶液略带粉红色，即为第一化学计量点，反应如下：

$$NaOH + HCl \Longrightarrow NaCl + H_2O$$
$$Na_2CO_3 + HCl \Longrightarrow NaHCO_3 + H_2O$$

此时反应产物为 $NaHCO_3$ 和 NaCl，溶液 pH 为 8.3，设所消耗 HCl 标准溶液的体积为 V_1（mL）。

然后，继续加入甲基橙指示剂，用 HCl 标准溶液滴定至溶液由黄色转变为橙色，即为第二化学计量点，反应如下：

$$NaHCO_3 + HCl \Longrightarrow NaCl + H_2O + CO_2 \uparrow$$

此时溶液 pH 为 3.7。设所消耗 HCl 标准溶液的体积为 V_2（mL）。

根据 V_1、V_2 即可分别测得药用 NaOH 总碱量和 Na_2CO_3 的含量。

三、仪器与试剂

仪器：分析天平、酸式滴定管、锥形瓶、容量瓶、移液管、烧杯、胶头滴管。

试剂：药用 NaOH 试样、盐酸标准溶液（0.1mol/L）、甲基橙指示剂、酚酞指示剂。

四、实验步骤

1. 纯碱试样总碱度的测定

① 用分析天平精密称取药用 NaOH 0.3300～0.3500g 于 50mL 小烧杯中，加少量蒸馏水溶解后，定量转移至 100mL 容量瓶中，加水稀释至刻度，摇匀。

② 精密吸取 20.00mL 样品溶液于 250mL 锥形瓶中，加 20mL 蒸馏水及 2 滴酚酞指示剂，以盐酸标准溶液（0.1mol/L）滴至酚酞的红色消失为止，记下所用盐酸标准溶液（0.1mol/L）的毫升数（V_1），再加入 2 滴甲基橙指示液，继续用盐酸标准溶液（0.1mol/L）滴定至黄色变为橙色（V_2），平行测定 3 次。

2. 数据记录和处理

(1) 计算公式

$$w(\text{NaOH}) = \frac{c(\text{HCl})(V_1 - V_2)M(\text{NaOH}) \times 10^{-3}}{\dfrac{20}{100}m_s} \times 100\%$$

$$w(\text{Na}_2\text{CO}_3) = \frac{c(\text{HCl}) \cdot 2V_2 M\left(\frac{1}{2}\text{Na}_2\text{CO}_3\right) \times 10^{-3}}{\frac{20}{100}m_\text{s}} \times 100\%$$

式中　$w(\text{NaOH})$——NaOH 质量分数；

$\quad\quad w(\text{Na}_2\text{CO}_3)$——$\text{Na}_2\text{CO}_3$ 质量分数；

$\quad\quad V_1$——酚酞终点消耗 HCl 标准溶液的体积，mL；

$\quad\quad V_2$——酚酞终点后至甲基橙终点消耗 HCl 标准溶液的体积，mL；

$\quad\quad m_\text{s}$——样品的质量，g。

（2）数据处理

将实验数据和计算结果填入表 4-6 中。根据记录的实验数据计算出药用 NaOH 中碳酸钠的质量分数，并计算 3 次测定结果的相对标准偏差。

表 4-6　药用 NaOH 的含量测定

项　目 ＼ 序　号	1	2	3
HCl 标准溶液浓度/(mol/L)			
样品的质量 m_s/g			
V_1/mL			
V_2/mL			
$w(\text{NaOH})$/%			
$\overline{w}(\text{NaOH})$/%			
相对平均偏差/%			
$w(\text{Na}_2\text{CO}_3)$/%			
$\overline{w}(\text{Na}_2\text{CO}_3)$/%			
相对平均偏差/%			

五、注意事项

① 在第一终点滴完后的锥形瓶中加甲基橙，立即滴 V_2。

② 滴定第一终点时酚酞指示剂可适当多滴几滴，以防 NaOH 滴定不完全而使 NaOH 的测定结果偏低，Na_2CO_3 的测定结果偏高。

③ 临近第二终点时，一定要充分摇动，以防止形成 CO_2 的过饱和溶液而使终点提前到达。

六、思考题

① 吸取样品溶液及配制样品溶液时，移液管和容量瓶是否要烘干？

② 用盐酸标准溶液滴定至酚酞变色时，如超过终点是否可用碱标准溶液回滴？

③ 说明总碱量和 Na_2CO_3 质量分数计算式的原理。

实验四十八　苯甲酸钠含量测定

一、实验目的

① 掌握双相滴定法测定苯甲酸钠含量的原理和操作。

② 熟练酸碱滴定法。

二、实验原理

苯甲酸钠为有机酸的碱金属盐，显碱性，可用盐酸标准溶液滴定。

$$\text{COONa} + HCl \longrightarrow \text{COOH} + NaCl$$

在水溶液中滴定时，由于碱性较弱（$pK_b = 9.80$）突跃不明显，故加入与水不相溶的溶剂乙醚提除反应生成物苯甲酸，使反应定量完成，同时也避免了苯甲酸在瓶中析出影响终点的观察。

三、仪器与试剂

仪器：分液漏斗、容量瓶、移液管、碘量瓶、酸式滴定管、分析天平、烧杯、量筒（100mL）、锥形瓶。

试剂：苯甲酸钠、乙醚、甲基橙、盐酸标准溶液（0.5mol/L）、蒸馏水。

四、实验步骤

1. 苯甲酸钠含量测定

精密称定苯甲酸钠 $1.300 \sim 1.500g$，置于分液漏斗中，加水约 25mL、乙醚 50mL 与甲基橙指示液 2 滴，用盐酸滴定液（0.5mol/L）滴定，随滴随振摇，至水层显持续橙红色，分取水层，置于碘量瓶中，乙醚层用水 5mL 洗涤，洗涤液并入锥形瓶中，加乙醚 20mL，继续用盐酸标准溶液（0.5mol/L）滴定，随滴随振摇，至水层显持续橙红色，即得。1mL 的盐酸标准溶液（0.5mol/L）相当于 72.06mg 的 $C_7H_5O_2Na$。

2. 数据记录和处理

（1）计算公式

$$含量 = \frac{VTF}{m} \times 100\%$$

式中　V——消耗盐酸标准溶液体积；

　　　T——盐酸标准溶液的滴定度；

　　　F——盐酸标准溶液的浓度校正因子；

　　　m——苯甲酸钠样品质量。

（2）数据处理

实验数据记录在表 4-7 中。

表 4-7　苯甲酸钠含量测定数据处理

项　目　＼　序　号	1	2	3
苯甲酸钠质量 m/g			
盐酸初读数/mL			
盐酸终读数/mL			
盐酸体积/mL			
盐酸滴定液的滴定度 T			
盐酸滴定液的实际浓度/(mol/L)			
苯甲酸钠的含量/%			
苯甲酸钠的平均含量/%			
相对标准偏差/%			

五、注意事项

① 滴定时应充分振摇，使生成的苯甲酸转入乙醚层。

② 在振摇和分取水层时，应避免样品的损失，滴定前，应用乙醚检查分液漏斗是否严密。

六、思考题

① 乙醚为什么要分两次加入？第一次滴定至水层显持续橙红色时，是否已达终点？

② 分取水层后乙醚层用 5mL 水洗涤的目的是什么？

实验四十九　高氯酸标准溶液的配制与标定

一、实验目的

① 掌握非水溶液酸碱滴定的原理及操作。

② 掌握高氯酸标准溶液配制、标定的方法及原理。

二、实验原理

常见的无机酸以高氯酸在冰醋酸中的酸性最强，故常用高氯酸的冰醋酸溶液作标准溶液。

邻苯二甲酸氢钾在冰醋酸中显碱性，以其为基准物，用结晶紫为指示剂，被高氯酸溶液滴定。根据基准物的质量，滴定所消耗的高氯酸溶液的体积，计算出高氯酸溶液的浓度（mol/L）。

用邻苯二甲酸氢钾标定时的滴定反应为：

$$\text{—COOH} \atop \text{—COOK} + HClO_4 \longrightarrow {\text{—COOH} \atop \text{—COOH}} + KClO_4 \downarrow$$

生成的 $KClO_4$ 不溶于冰醋酸溶液中，故有沉淀产生。

三、仪器与试剂

仪器：容量瓶、移液管、碘量瓶、酸式滴定管、分析天平、烧杯、量筒（100mL）、滴管。

试剂：邻苯二甲酸氢钾、无水冰醋酸、高氯酸、乙酸酐、结晶紫、蒸馏水。

四、操作步骤

1. 标准溶液的配制

取无水冰醋酸 750mL，加入高氯酸（70%～72%）8.5mL，摇匀，在室温下缓缓地加乙酸酐 23mL，边加边摇，加完后再振荡摇匀，放冷。加无水冰醋酸适量使成 1000mL，摇匀，放置 24h。若所测供试品易乙酰化，则须用水分测定法测定溶液的含水量，再用水和乙酸酐调节溶液的含水量为 0.01%～0.2%。

2. 高氯酸溶液的标定

取在 105℃干燥至恒重的基准邻苯二甲酸氢钾约 0.1600g，精密称定，加无水冰醋酸 20mL 使溶解，加结晶紫指示剂 1 滴，用高氯酸溶液缓缓滴定至蓝色，并将滴定的结果用空白实验校正。根据高氯酸溶液的消耗量与邻苯二甲酸氢钾的取用量，算出高氯酸溶液的浓度（mol/L）。

3. 数据记录及处理

（1）计算公式

高氯酸滴定液的浓度 c（mol/L）按下式计算：

$$c = \frac{m_s}{204.2(V_1 - V_0)}$$

式中 m_s ——基准邻苯二甲酸氢钾的称取量，mg；

　　V_1 ——标定中滴定液的用量，mL；

　　V_0 ——空白实验中滴定液的用量，mL。

（2）数据处理

实验数据记录在表 4-8 中。

表 4-8　高氯酸标准溶液标定数据处理

次数 项目	1	2	3	空白值
邻苯二甲酸氢钾质量/g				0.0000
$HClO_4$ 初读数/mL				
$HClO_4$ 终读数/mL				
$V(HClO_4)$/mL				
$c(HClO_4)$/(mol/L)				
$\bar{c}(HClO_4)$/(mol/L)				
相对平均偏差/%				

五、注意事项

① 配制高氯酸冰醋酸溶液时，不能将乙酸酐直接加入高氯酸中，应先用冰醋酸将高氯酸稀释后再缓缓加入乙酸酐。

② 使用的仪器应预先洗净烘干。

③ 高氯酸、冰醋酸均能腐蚀皮肤、刺激黏膜，应注意防护。

④ 冰醋酸有挥发性，故标准溶液应置于棕色瓶中密闭保存。

⑤ 高氯酸标准溶液的体积随室温变化而改变。因此在标定和样品测定时均应注意室温，必要时应修正标准溶液的浓度。

⑥ 结晶紫为指示剂，其终点变化为紫→蓝紫→纯蓝。应正确观察终点的颜色，必要时可采用空白对照或电位法对照。

六、思考题

① 向高氯酸冰醋酸溶液中加入的乙酸酐量应如何计算？为什么乙酸酐不能直接加入高氯酸溶液中？

② 为什么邻苯二甲酸氢钾既可标定碱（NaOH）又可标定酸（高氯酸冰醋酸溶液）？

③ 做空白实验的目的是什么？怎么样做空白实验？

实验五十　水杨酸钠的含量测定

一、实验目的

① 掌握有机酸碱金属盐的非水滴定方法。

② 掌握结晶紫指示剂的滴定终点的颜色变化。

二、实验原理

水杨酸钠是有机酸的碱金属盐，在水溶液中碱性较弱，不能直接进行酸碱滴定。但是可以选择适当的溶剂，使其碱性增强，再用高氯酸标准溶液进行滴定。其滴定反应为：

$$C_7H_5O_3Na + HAc \Longrightarrow C_7H_5O_3H + Ac^- + Na^+$$

$$HClO_4 + HAc \Longrightarrow H_2Ac^+ + ClO_4^-$$

$$H_2Ac^+ + Ac^- \Longrightarrow 2HAc$$

总反应：

$$HClO_4 + C_7H_5O_3Na \Longrightarrow C_7H_5O_3H + ClO_4^- + Na^+$$

反应在乙酸酐-冰醋酸混合溶剂中进行，以增强水杨酸钠的碱度，用结晶紫为指示剂，用高氯酸标准溶液滴定到蓝绿色。

三、仪器与试剂

仪器：容量瓶、移液管、锥形瓶、酸式滴定管、分析天平、烧杯、量筒（100mL）。

试剂：水杨酸钠、无水冰醋酸、高氯酸、乙酸酐、结晶紫、蒸馏水。

四、实验步骤

1. 水杨酸钠的含量测定

精密称取在105℃干燥的水杨酸钠约0.13g于50mL干燥的锥形瓶中，加乙酸酐-冰醋酸（1∶4）混合溶剂10mL使其溶解，加结晶紫指示剂1滴，用高氯酸标准溶液（0.1mol/L）滴定至蓝绿色，平行测定3次。滴定结果用空白实验校正。

2. 数据记录及处理

（1）计算公式

$$w(C_7H_5O_3Na) = \frac{c(HClO_4)(V_1 - V_0)M(C_7H_5O_3Na) \times 10^{-3}}{m_s} \times 100\%$$

式中　　m_s——水杨酸钠的称取量，mg；

V_1——标定中滴定液的用量，mL；

V_0——空白实验中滴定液的用量，mL；

$M(C_7H_5O_3Na)$——160.1g/mol。

（2）数据处理

实验数据记录在表 4-9 中。

表 4-9 水杨酸钠的含量测定数据处理

项目＼次数	1	2	3	空白值
水杨酸钠质量/g				0.0000
$HClO_4$ 标准溶液浓度/(mol/L)				
$HClO_4$ 初读数/mL				
$HClO_4$ 终读数/mL				
$V(HClO_4)$/mL				
水杨酸钠的含量/%				
水杨酸钠含量的平均值/%				
相对平均偏差				

五、注意事项

① 使用仪器均需预先洗净干燥。

② 注意测定时的室温，若与标定时室温相差较大时，需加以校正。

③ 注意节约使用有机溶剂。

六、思考题

① 在非水酸碱滴定中，若容器或试剂含有微量水分，对测定结果各有什么影响？

② 若标定时和样品测定时的室温相差较大，标准溶液的浓度应如何校正？

③ 若试样为苯甲酸钠，在本实验条件下能否进行测定？为什么？

实验五十一　硝酸银标准溶液的配制与标定

一、实验目的

① 掌握沉淀滴定法中以 K_2CrO_4 为指示剂判断滴定终点。

② 掌握 $AgNO_3$ 标准溶液的配制和标定方法。

二、实验原理

在中性或弱碱性溶液中，以 K_2CrO_4 为指示剂，用 $AgNO_3$ 标准溶液进行滴定。由于 $AgCl$ 的溶解度小于 Ag_2CrO_4 的溶解度，所以，当 $AgCl$ 定量沉淀后，即生成砖红色的沉淀，表示达到终点，其化学反应式如下：

$$Ag^+ + Cl^- \Longrightarrow AgCl\downarrow（白色）$$
$$2Ag^+ + CrO_4^{2-} \Longrightarrow Ag_2CrO_4\downarrow（砖红色）$$

三、仪器与试剂

仪器：容量瓶、移液管、锥形瓶、酸式滴定管、分析天平、烧杯、量筒（100mL）、滴管。

试剂：$AgNO_3$ 固体、$NaCl$ 基准物质、K_2CrO_4 溶液（5％）、蒸馏水。

四、操作步骤

1. 标准溶液的配制

（1）$AgNO_3$ 溶液（0.1mol/L）的配制

取 $AgNO_3$ 17.5g 置于 250mL 烧杯中，加蒸馏水 100mL 使其溶解，然后移入棕色磨口瓶中，加蒸馏水稀释至 1000mL，充分摇匀，密塞。

（2）NH_4SCN 溶液（0.1mol/L）的配制

取 NH_4SCN 8g 置于 250mL 烧杯中，加蒸馏水 100mL，使其溶解然后移入磨口瓶中，加蒸馏水稀释至 1000mL，摇匀。

2. 标准溶液的标定

① 准确称取 0.600～0.700g $NaCl$ 基准物质于 100mL 烧杯中，加 30mL 水溶解，定量转入 100mL 容量瓶中，加水稀释至标线，摇匀。

② 准确移取 20.00mL $NaCl$ 标准溶液于 250mL 锥形瓶中，加 25mL 水、1mL 5% K_2CrO_4 溶液，在不断摇动下用 $AgNO_3$ 溶液滴定，至白色沉淀中出现砖红色，即为终点。

3. 数据处理

（1）计算公式

根据 $NaCl$ 的用量和滴定所消耗的 $AgNO_3$ 标准溶液体积，计算 $AgNO_3$ 标准溶液的浓度。平行测定 3 次。溶液浓度的计算：

$$c(\text{AgNO}_3) = \frac{m(\text{NaCl}) \times 1000 \times \frac{20}{100}}{V(\text{AgNO}_3)M(\text{NaCl})}$$

式中 $M(\text{NaCl})$——氯化钠的称取量，g；

$V(\text{AgNO}_3)$——标定中滴定液的用量，mL；

$M(\text{NaCl})$——58.4g/mol。

（2）数据处理

实验数据记录在表 4-10 中。

表 4-10 硝酸银标准溶液标定数据处理

序号 项目	1	2	3
硝酸银质量 m/g			
AgNO_3 初读数/mL			
AgNO_3 终读数/mL			
$V(\text{AgNO}_3)/\text{mL}$			
AgNO_3 的含量/%			
AgNO_3 的平均含量/%			
相对标准偏差/%			

五、思考题

① 按指示终点的方法不同，硝酸银标准溶液的标定有几种方法？各种方法在什么条件下进行？

② AgNO_3 标准溶液测定时，为什么在终点时需剧烈振摇？

实验五十二　生理盐水中 NaCl 含量测定

一、实验目的

① 掌握银量法测定氯的原理和方法。

② 掌握莫尔法的实际应用。

二、实验原理

本实验是在中性溶液中以 K_2CrO_4 为指示剂（莫尔法），用 $AgNO_3$ 标准溶液来测定 Cl^- 的含量：

$$Ag^+ + Cl^- \rightleftharpoons AgCl\downarrow（白色）$$
$$Ag^+ + CrO_4^{2-} \rightleftharpoons Ag_2CrO_4\downarrow（砖红色）$$

由于 AgCl 的溶解度小于 $AgCrO_4$，AgCl 沉淀将首先从溶液中析出。根据分步沉淀原理进行的计算表明，Ag_2CrO_4 开始沉淀时 AgCl 已定量沉淀，$AgNO_3$ 稍一过量，即与 CrO_4^{2-} 生成砖红色沉淀，指示终点到达。莫尔法要求溶液的 pH 值在 6.5～10.5。

本法也可用于测定有机物中氯的含量。

三、仪器与试剂

仪器：锥形瓶（250mL）、酸式滴定管（50mL）、移液管（25mL）。

试剂：$AgNO_3$ 溶液、K_2CrO_4（5％）溶液、生理盐水样品。

四、实验步骤

1. 测定生理盐水中 NaCl 的含量

① 用移液管精确量取生理盐水稀释液 10.00mL 置于锥形瓶中，加入 1mL 的 K_2CrO_4 指示剂。

② 用 $AgNO_3$ 标准溶液滴定至溶液刚出现稳定的砖红色（边摇边滴）。平行滴定 3 次，计算 NaCl 的含量。

2. 数据记录及处理

（1）计算公式

$$\rho(NaCl) = \frac{c(AgNO_3)V(AgNO_3)\times 10^{-3}M(NaCl)}{V(NaCl)}\times 100\%$$

式中　$\rho(NaCl)$——待测生理盐水 NaCl 的质量浓度，g/L；

　　$c(AgNO_3)$——$AgNO_3$ 标准溶液浓度，mol/L；

　　$M(NaCl)$——NaCl 的摩尔质量，g/mol；

　　$V(AgNO_3)$——滴定消耗 $AgNO_3$ 标准溶液体积，mL；

　　$V(NaCl)$——生理盐水溶液体积，mL。

（2）数据记录

将实验数据和结果记录在表 4-11 中。

表 4-11　生理盐水中 NaCl 的含量测定

项　目　　　　　序　号	1	2	3
生理盐水的体积			
滴定初读数/mL			
滴定终读数/mL			
$AgNO_3$ 消耗的体积/mL			
NaCl 的含量/(g/L)			
NaCl 的平均浓度/(g/L)			
相对平均偏差/%			

五、思考题

① K_2CrO_4 指示剂浓度的大小对 Cl^- 测定有何影响？

② 滴定液的酸度控制在什么范围为宜？为什么？若有 NH_4^+ 存在时，对溶液的酸度范围的要求有什么不同？

③ 莫尔法测定酸性氯化物溶液中的氯，事先应采取什么措施？

实验五十三　EDTA 标准溶液的配制与标定

一、实验目的

掌握 EDTA 标准溶液配制和标定的方法。

二、实验原理

EDTA 标准溶液常用乙二胺四乙酸二钠盐（EDTA·2Na·2H$_2$O，分子量为 392.28）配制。EDTA·2Na·2H$_2$O 是白色结晶粉末，可以制成基准物质，但一般不直接用 EDTA 配制标准溶液，而是先配制成大致浓度的溶液，然后以 ZnO 为基准物来标定其浓度。滴定是在 pH≈10 的条件下进行的，铬黑 T 为指示剂，终点由紫红色变为纯蓝色。滴定过程中的反应为：

$$Zn^{2+} + HIn^{2-} \Longrightarrow ZnIn^- + H^+$$
$$Zn^{2+} + H_2Y^{2-} \Longrightarrow ZnY^{2-} + 2H^+$$

终点时：

$$\underset{\text{紫红色}}{ZnIn^-} + H_2Y^{2-} \Longrightarrow \underset{\text{纯蓝色}}{ZnY^{2-}} + HIn^{2-} + H^+$$

三、仪器与试剂

仪器：分析天平、托盘天平、容量瓶（250mL）、滴定管、移液管（25mL）、锥形瓶（250mL）、烧杯、胶头滴管、玻璃棒。

试剂：甲基红指示剂、乙二胺四乙酸二钠盐、ZnO 基准物质、HCl 溶液（1∶1）、铬黑 T 指示剂、氨缓冲溶液（pH＝10）、氨水（1∶2）。

四、操作步骤

1. EDTA 标准溶液（0.02mol/L）的配制

取 EDTA·2Na·2H$_2$O 约 8g，加蒸馏水 250mL 使溶解，摇匀，贮存在硬质玻璃瓶或聚乙烯塑料瓶中。

2. EDTA 标准溶液的标定

① 精密称取已在 800℃灼烧至恒重的 ZnO 基准物质约 0.1g 于锥形瓶中，加 HCl（1∶1）1mL 使其溶解。

② 在锥形瓶中加蒸馏水 25mL 和甲基红指示剂 1 滴，滴加氨水（1∶2）至溶液呈微黄色。

③ 再加蒸馏水 25mL，加氨缓冲液（pH＝10）10mL 和铬黑 T 指示剂 5 滴，用 EDTA 标准溶液（0.02mol/L）滴定至溶液自紫红色转变为纯蓝色，即为终点，平行测定 3 次。

3. 数据处理

（1）计算公式

$$c(\text{EDTA}) = \frac{m(\text{ZnO})}{M(\text{ZnO})V(\text{EDTA}) \times 10^{-3}}$$

式中　$c(\text{EDTA})$——EDTA 的物质的量浓度，mol/L；

　　　$m(\text{ZnO})$　　ZnO 质量，g；

　　　$M(\text{ZnO})$——NaCl 的摩尔质量，81.38g/mol；

　　　$V(\text{EDTA})$——滴定消耗 EDTA 溶液体积，mL。

（2）数据处理

实验数据记录在表 4-12 中。

表 4-12　EDTA 标准溶液的配制与标定

项目 ＼ 次数	1	2	3	空白值
$m(\text{ZnO})/\text{g}$				0.0000
滴定液初读数/mL				
滴定液终读数/mL				
$V(\text{EDTA})/\text{mL}$				
$c(\text{EDTA})/(\text{mol/L})$				
$\bar{c}(\text{EDTA})/(\text{mol/L})$				
相对平均偏差				

五、注意事项

① EDTA·2Na·2H$_2$O 在水中溶解较慢，可加热使其溶解或放置过夜。

② 贮存 EDTA 溶液应选用硬质玻璃瓶，如用聚乙烯瓶贮存更好，避免与橡胶塞、橡胶管接触。

六、思考题

① 为什么在滴定时要加 NH$_3$·H$_2$O-NH$_4$Cl 缓冲液？

② 为什么 ZnO 溶解后要加甲基红指示剂并用氨试液调节至微黄色？

实验五十四　水的硬度测定

一、实验目的

① 掌握配制和标定 EDTA 标准溶液的方法。

② 掌握铬黑 T 指示剂的使用条件和确定终点的方法。

③ 掌握配位滴定法测定水的总硬度的原理和方法。

④ 了解掩蔽干扰离子的条件及方法。

二、实验原理

水的总硬度是指水中所含钙、镁离子的总量，它是水质的一项重要指标。对于水的总硬度，各国表示方法有所不同，我国目前采用将水中钙、镁离子的总量折算成 $CaCO_3$ 含量来表示硬度（单位为 mg/L 或 mmol/L）和将水中钙、镁离子总量折算成 CaO 的含量来表示总硬度（单位为德国度，1 度＝10mg/L CaO）。

测定水的总硬度一般采用 EDTA 滴定法。在 pH≈10 的氨性缓冲溶液中，以铬黑 T 为指示剂，用 EDTA 标准溶液滴定钙、镁离子总量。当用 EDTA 滴定时，EDTA 先与 Ca^{2+} 和游离 Mg^{2+} 反应形成无色的配合物，化学计量点时，EDTA 夺取指示剂配合物中的 Mg^{2+}，使指示剂游离出来，溶液由紫红色变成纯蓝色即为终点。

滴定前：　　$Mg^{2+} + HIn^{2-} \longleftrightarrow [MgIn]^- + H^+$

　　　　　　（蓝色）　　（紫红色）

化学计量点前：　$Ca^{2+} + H_2Y^{2-} \longleftrightarrow [CaY]^{2-} + 2H^+$

　　　　　　　　$Mg^{2+} + H_2Y^{2-} \longleftrightarrow [MgY]^{2-} + 2H^+$

化学计量点时：　$[MgIn]^- + H_2Y^{2-} \longleftrightarrow [MgY]^{2-} + HIn^- + H^+$

　　　　　　　　（紫红色）　　　　　　　　（蓝色）

根据消耗的 EDTA 标准溶液的体积计算水的总硬度。

水样中，常存在 Fe^{3+}、Al^{3+} 等金属离子，这将会对终点造成干扰甚至使滴定不能进行。滴定时可采用三乙醇胺掩蔽 Fe^{3+}、Al^{3+} 等干扰离子。

铬黑 T 和 Mg^{2+} 显色灵敏度高于 Ca^{2+} 的显色灵敏度，当水样中镁的含量较低时，指示剂在终点的变色不敏锐。为了提高滴定终点的敏锐性，氨性缓冲溶液中可加入一定量的 Mg^{2+}-EDTA（$Mg-Y^{2-}$、MgY^{2-}）予以改善或者使用 K-B 混合指示剂指示终点（紫红色至蓝绿色）。

三、仪器与试剂

仪器：酸式滴定管、锥形瓶、量筒（100mL）。

试剂：EDTA 标准溶液（0.005mol/L）、铬黑 T 指示剂、NH_3-NH_4Cl 缓冲溶液（pH≈10）、三乙醇胺（1∶2）。

四、操作步骤

1. 水样总硬度的测定

打开水龙头，放水数分钟，用已洗干净的试剂瓶盛接水样，备用。量筒量取 100mL 水样于锥形瓶中，加 5mL 三乙醇胺，加入 10mL 氨性缓冲溶液及 5 滴铬黑 T 指示剂，摇匀，立即用 EDTA 标准溶液滴定至溶液由紫红色变为纯蓝色即为终点。记录所消耗 EDTA 溶液的体积，平行测定 3 次。

2. 数据处理

（1）计算公式

$$°d = \frac{c(EDTA)V(EDTA)M(CaO) \times 1000}{100.0} \times \frac{1}{10}$$

式中　　$c(EDTA)$——EDTA 的物质的量浓度，mol/L；

　　　　$V(EDTA)$——滴定消耗 EDTA 溶液体积，mL；

　　　　$M(CaO)$——CaO 的摩尔质量，56.08g/mol。

（2）数据处理

实验数据记录在表 4-13 中。

表 4-13　水的总硬度测定数据处理

项　目 　　　　　　　　　　　　　　编　号	1	2	3
水样体积/mL			
$c(EDTA)$/(mol/L)			
$V(EDTA)$/mL			
总硬度/度			
总硬度平均值			
相对平均偏差			
相对标准偏差			

五、思考题

① 水的总硬度测定时，加入缓冲溶液的作用是什么？当水的总硬度较大时，加入氨性缓冲溶液会出现什么情况？

② 什么样的水样应加入 Mg^{2+}- EDTA 溶液？Mg^{2+}- EDTA 的作用是什么？对测定结果有无影响？

③ 掩蔽 Al^{3+} 和 Fe^{3+} 的掩蔽剂要在什么情况下加入？为什么？为什么掩蔽剂要在指示剂之前加入？

实验五十五 I_2 标准溶液的配制与标定

一、实验目的

① 掌握碘标准溶液的配制方法和注意事项。

② 了解直接碘量法的操作过程。

二、实验原理

用升华法制得的纯碘，可以直接用于配制标准溶液。由于碘在室温时的升华压为 0.31mmHg（1mmHg＝133.322Pa），称量时易引起损失；另外，碘蒸气对天平零件具有一定的腐蚀作用。故碘标准溶液多采用间接法配制。碘在纯水中的溶解度很小，通常都是利用 I_2 与 I^- 生成 I_3^- 络离子的反应，配制成有过量碘化钾存在的碘溶液，I_3^- 的形成增大了碘的溶解度也减小了碘的挥发损失。

由于光照和受热都能促使溶液中 I^- 的氧化。所以，配好的含有碘化钾的碘标准溶液放在棕色瓶中，置于暗处保存。通常采用 As_2O_3 直接标定 I_2 溶液的浓度，但 As_2O_3 俗名砒霜，属于剧毒品，本实验采用标准 $Na_2S_2O_3$ 溶液标定 I_2 溶液。反应式为：

$$2Na_2S_2O_3 + I_2 \longrightarrow 2NaI + Na_2S_4O_6$$

通过计算，即可求出 I_2 溶液的浓度。

三、仪器与试剂

仪器：碱式滴定管、烧杯（50mL）、锥形瓶（250mL）、碘量瓶、量筒、移液管（25mL）、托盘天平、垂熔玻璃漏斗、棕色试剂瓶（500mL）、玻璃棒。

试剂：$I_2(s)$、$Na_2S_2O_3$ 标准溶液、淀粉指示液（5g/L）、KI(s)、浓 HCl、蒸馏水。

四、操作步骤

1. I_2 标准溶液（0.05mol/L）的配制

① 用托盘天平称取 I_2 6.5g 于 50mL 烧杯中，加 KI 溶液（18g KI 溶于 30mL 水中），搅拌，待烧杯壁上没有细小颗粒，可确信碘完全溶解后，滴加 2 滴浓 HCl。

② 转移至棕色试剂瓶中，用少量水清洗烧杯 3 次，并将洗涤液转入试剂瓶中。

③ 加蒸馏水至 500mL，摇匀，用垂熔玻璃漏斗过滤，滤液置于洁净的棕色瓶中，待标定。

2. I_2 标准溶液（0.05mol/L）标定

① 准确移取 I_2 标准溶液 25.00mL 置于 250mL 锥形瓶中，加蒸馏水 25mL 及 HCl（6mol/L，即 10mL 浓 HCl 加入蒸馏水到 20mL）溶液 5mL。

② 用已标定好的 0.1mol/L $Na_2S_2O_3$ 标准溶液滴定至溶液呈浅黄色，再加入 2mL 淀粉指示液，继续滴定至蓝色刚好消失即为终点。标定操作平行重复 3 次。

3. 数据记录与处理

（1）计算公式

$$c(I_2) = \frac{1}{2} \times \frac{c(Na_2S_2O_3)V(Na_2S_2O_3)}{V(I_2)}$$

式中　$c(I_2)$——I_2 的物质的量浓度，mol/L；

　　　　$V(I_2)$——I_2 溶液的体积，mL；

$c(Na_2S_2O_3)$——$Na_2S_2O_3$ 的物质的量浓度，mol/L；

$V(Na_2S_2O_3)$——$Na_2S_2O_3$ 溶液的体积，mL；

（2）数据记录与结果

数据记录在表 4-14 中。

表 4-14　I_2 标准溶液标定数据处理

项　目　　　　　序　号	1	2	3
$V(I_2)$/mL			
滴定初读数/mL			
滴定终读数/mL			
消耗 $Na_2S_2O_3$ 的体积/mL			
$c(I_2)$/(mol/L)			
$\bar{c}(I_2)$/(mol/L)			
相对平均偏差/%			

五、注意事项

① 碘溶液对橡胶有腐蚀作用，必须放在酸式滴定管里滴定。

② 碘在稀碘化钾溶液中溶解速度缓慢，故通常将其溶于浓碘化钾溶液中，待完全溶解后再行稀释。

六、思考题

① 配制 I_2 标准溶液时为什么加 KI？将称得的 I_2 和 KI 一起加水到一定体积是否可以？

② 用 As_2O_3 标定 I_2 液时，为什么加 NaOH、H_2SO_4 和 $NaHCO_3$？

③ 碘标准溶液为深棕色，装入滴定管中凹液面看不清楚，应如何读数？

实验五十六　维生素 C 的含量测定

一、实验目的

① 通过维生素 C 含量测定了解直接碘量法的过程及测定维生素 C 含量的操作步骤。

② 进一步掌握碘量法操作。

二、实验原理

维生素 C 又叫抗坏血酸，分子式为 $C_6H_8O_6$。由于维生素 C 中烯二醇具有较强的还原性，而 I_2 是弱氧化剂，$E_0=0.535V$，因此，I_2 能直接将维生素 C 结构中的烯二醇结构定量氧化成二酮基。

$$\underset{O\ \ OH\ OH\ H\ \ \ OH}{C-C=C-C-C-CH_2OH} + I_2 \longrightarrow \underset{O\ \ O\ \ O\ \ H\ \ OH}{C-C-C-C-C-CH_2OH} + 2HI$$

由于维生素 C 的还原能力强，在空气中极易被氧化，尤其在碱性介质中氧化更快，所以测定时需加入稀 HAc 使溶液呈弱酸性，减少维生素 C 的副反应，避免引起实验的误差。考虑到 I_2 在强酸性中也易被氧化，故一般选在 pH 值为 3~4 的弱酸性溶液中进行滴定。

用直接滴定法可测定药片、注射液、饮料、蔬菜、水果等维生素 C 的含量。

三、仪器与试剂

仪器：分析天平、锥形瓶（250mL）、量筒（100mL）、滴管、酸式滴定管、移液管、研钵。

试剂：维生素 C 药片、HAc（2mol/L）、淀粉（0.5%）、I_2 标准溶液（0.1mol/L）、蒸馏水。

四、操作步骤

1. 维生素 C 的含量测定

① 准确称取约 0.2g 研成粉末的维生素 C 药片，置于 250mL 维形瓶中，加入 100mL 新煮沸并冷却的蒸馏水及 2mol/L HAc 2mL 混合使其溶解。加淀粉指示剂 1mL。

② 立即用 I_2 标准溶液滴定至溶液显稳定的蓝色，30s 内不褪色即为终点。平行滴定 3 次，计算维生素 C 的含量。

2. 数据记录和处理

（1）计算公式

$$w(C_6H_8O_6) = \frac{c(I_2)V(I_2)M(C_6H_8O_6)\times 10^{-3}}{m(C_6H_8O_6)} \times 100\%$$

式中 $w(C_6H_8O_6)$——维生素 C 的质量分数；

$c(I_2)$——I_2 标准溶液的浓度，mol/L；

$V(I_2)$——滴定时所用 I_2 标准溶液的体积，mL；

$M(C_6H_8O_6)$——维生素 C 的摩尔质量，g/mol；

$m(C_6H_8O_6)$——称取维生素 C 的质量，g。

（2）数据记录

数据记录在表 4-15 中。

表 4-15　维生素 C 的含量测定数据处理

序 号 项 目	1	2	3
维生素 C 的质量/g			
滴定初读数/mL			
滴定终读数/mL			
滴定消耗 I_2 溶液的体积/mL			
维生素 C 的含量/%			
维生素 C 的平均含量/%			
相对平均偏差/%			

五、注意事项

① 维生素 C 的滴定反应多在酸性溶液中进行，在酸性介质中，维生素 C 受空气中氧的氧化速度稍慢，较为稳定。但样品溶于稀酸后，仍需立即进行滴定。

② 维生素 C 在有水或潮湿的情况下易分解成糠醛。

六、思考题

① 为什么维生素 C 含量可以用直接碘量法测定？

② 如果需要应如何干燥维生素 C 样品？

③ 溶样时为什么用新煮沸并放冷的蒸馏水？

④ 维生素 C 本身就是一种酸，为什么测定时还要加酸？

实验五十七　KMnO₄ 标准溶液的配制与标定

一、实验目的

① 掌握 KMnO₄ 标准溶液的配制方法和保存方法。

② 掌握 $Na_2C_2O_4$ 标定 KMnO₄ 标准溶液浓度的方法和注意事项。

二、实验原理

KMnO₄ 为一强氧化剂，在酸性溶液中按下式起反应：

$$MnO_4^- + 8H^+ + 5e^- \rule[0.5ex]{2em}{0.4pt} Mn^{2+} + 4H_2O$$

纯的 KMnO₄ 相当稳定。但试剂中含有的少量 MnO_2 及其他物质，实验用水中的微量还原性物质，都会引起从配制的溶液中析出 MnO_2 沉淀。这些 4 价锰的物质会进一步促使 KMnO₄ 溶液的分解。为了得到稳定的 KMnO₄ 溶液，需将溶液中析出的 4 价锰的沉淀物质用玻璃漏斗过滤掉。

标定 KMnO₄ 溶液的基准物是草酸，标定反应：

$$2MnO_4^- + 16H^+ + 5C_2O_4^{2-} \rule[0.5ex]{2em}{0.4pt} 2Mn^{2+} + 8H_2O + 10CO_2\uparrow$$

由于 $Na_2C_2O_4$ 和 KMnO₄ 反应较慢，故开始滴定时加入的 KMnO₄ 不能立即褪色，但一经反应生成锰离子后，锰离子对反应有催化作用，反应速度加快。滴定中加热滴定溶液以提高反应速度。

当溶液中 MnO_4^- 浓度约为 $2 \times 10^{-6} mol/L$ 时，人眼即可观察到粉红色。故用 KMnO₄ 作滴定剂进行滴定时，通常不附加其他指示剂，利用粉红色的出现指示终点。

三、仪器与试剂

仪器：分析天平、台秤、酸式滴定管、棕色试剂瓶、烧杯、电炉、垂熔玻璃漏斗。

试剂：H_2SO_4（3mol/L）、KMnO₄（s）、$Na_2C_2O_4$（s）。

四、操作步骤

1. KMnO₄ 标准溶液（0.02mol/L）的配制

称取 KMnO₄1.6g，溶于 500mL 新煮沸放冷的蒸馏水中，混匀，置于棕色试剂瓶内，于暗处放置 7～10 天，用垂熔玻璃漏斗过滤，保存于另一棕色试剂瓶中。

2. KMnO₄ 标准溶液（0.02mol/L）的标定

① 精密称取于 105℃ 干燥至恒重的 $Na_2C_2O_4$ 基准物 0.15～0.2g，置于 400mL 烧杯中，加新煮沸冷却蒸馏水 40mL 与 3mol/L 硫酸 10mL，电炉加热至 75～85℃，搅拌使其溶解。

② 趁热标定，开始滴定速度缓慢，并充分振摇，随后可适当加快但不能使溶液连续流下，紫红色快褪去时滴定速度再次减慢，最后加半滴 KMnO₄ 标准溶液，在摇匀后

30s 内保持红色不褪去，表明到达终点。记下 $KMnO_4$ 标准溶液的体积。当滴定终了时，溶液温度不低于 55℃，平行测定 3 次。

3. 数据记录与处理

（1）计算公式

$$c(KMnO_4) = \frac{m(Na_2C_2O_4) \times \frac{2}{5}}{M(Na_2C_2O_4)V(KMnO_4) \times 10^{-3}}$$

式中　$c(KMnO_4)$——$KMnO_4$ 标准溶液的浓度，mol/L；

$\quad\quad V(KMnO_4)$——$KMnO_4$ 标准溶液的体积，mL；

$\quad\quad M(Na_2C_2O_4)$——$Na_2C_2O_4$ 的摩尔质量，134g/mol；

$\quad\quad m(Na_2C_2O_4)$——称取 $Na_2C_2O_4$ 的质量，g。

（2）数据记录

实验数据记录在表 4-16 中。

表 4-16　$KMnO_4$ 标准溶液标定数据处理

项　目　＼　序　号	1	2	3
$m(Na_2C_2O_4)/g$			
$KMnO_4$ 初读数/mL			
$KMnO_4$ 终读数/mL			
$V(KMnO_4)/mL$			
$c(KMnO_4)/(mol/L)$			
$\bar{c}(KMnO_4)/(mol/L)$			
相对平均偏差/%			

五、注意事项

① 滴定终了时，溶液温度不低于 55℃，否则因反应速度较慢会影响终点的观察与准确性。操作中加热可使反应加快，但不应加热至沸腾，更不能直火加热，否则可能引起部分 $H_2C_2O_4$ 的分解。

② 高锰酸钾溶液在保存时，受到热和光的辐射将发生分解，分解产物 MnO_2 会加速上面的分解反应。所以配好的溶液应放在棕色瓶中，置于冷暗处保存。

③ 高锰酸钾在酸性介质中是强还原剂。滴定到达终点的粉色溶液在空气中放置时，由于和空气中的还原性气体或灰尘作用引起褪色现象。

六、思考题

① 为什么用 H_2SO_4 使溶液呈酸性？用 HCl 或 HNO_3 可以吗？

② 在配制 $KMnO_4$ 标准溶液时，应注意哪些问题？为什么？

③ $KMnO_4$ 滴定时，为何要求接近终点时放慢滴定速度？

④ 滴定到终点的粉红色溶液为何在空气中放置过久会褪色？

实验五十八　H_2O_2 含量测定

一、实验目的

① 熟悉用 $KMnO_4$ 标准溶液测定 H_2O_2 含量的方法。
② 掌握有色溶液滴定管读数方法。

二、实验原理

在酸性溶液中，H_2O_2 遇氧化性比它更强的 $KMnO_4$，则按下式被氧化：

$$2MnO_4^- + 5H_2O_2 + 6H^+ \Longrightarrow 2Mn^{2+} + 5O_2 + 8H_2O$$

过氧化氢的水溶液俗称双氧水，纯的过氧化氢是淡蓝色黏稠液体，能以任何比例与水混合。市场上买到的通常是它的 30% 的水溶液，稀释后方可滴定。上述滴定反应在滴定开始时比较慢，由于反应物锰离子起自催化作用，故随锰离子的生成，反应逐渐加快。但当滴定接近终点时，由于溶液中 H_2O_2 浓度很低，反应速度也比较慢。

市售的 H_2O_2 中常含有少量乙酰苯胺或尿素等作为稳定剂，它们也有还原性，妨碍测定。在这种情况下，以采用碘量法为宜。

三、仪器与试剂

仪器：酸式滴定管、锥形瓶、吸量管（1mL、10mL）、容量瓶（100mL）。
试剂：$KMnO_4$ 标准溶液（0.02mol/L）、H_2O_2 30%的样品、硫酸（3mol/L）。

四、操作步骤

1. H_2O_2 样品稀释

吸量管量取含 H_2O_2 30%的样品 1mL 至 100mL 容量瓶中，加水稀释至刻度，摇匀。

2. H_2O_2 样品含量测定

精密吸取 20mL H_2O_2 稀释液置于 250mL 锥形瓶中，加硫酸（3mol/L）4mL，用 $KMnO_4$ 标准溶液（0.02mol/L）滴定至显微红色且 30s 不褪色即达终点。平行测定 3 次。

3. 数据记录及处理

（1）计算公式

$$\rho(H_2O_2) = \frac{c(KMnO_4)V(KMnO_4)M(H_2O_2) \times \frac{5}{2}}{V(H_2O_2) \times \frac{20}{100} \times 10^{-3}}$$

式中　$\rho(H_2O_2)$——样品中 H_2O_2 的质量浓度，mg/L；

$\quad c(KMnO_4)$——$KMnO_4$ 标准溶液的浓度，mol/L；

$V(KMnO_4)$——$KMnO_4$ 标准溶液的体积，mL；

$M(H_2O_2)$——H_2O_2 的摩尔质量，34.02g/mol；

$V(H_2O_2)$——H_2O_2 样品的体积，mL。

（2）数据记录

实验数据记录在表 4-17 中。

表 4-17　H_2O_2 含量测定数据处理

项　目＼序　号	1	2	3
$V(H_2O_2)/mL$			
$KMnO_4$ 初读数/mL			
$KMnO_4$ 终读数/mL			
$V(KMnO_4)/mL$			
$c(KMnO_4)/(mol/L)$			
$\rho(H_2O_2)/(mg/L)$			
$\bar{\rho}(H_2O_2)/(mg/L)$			
相对平均偏差/%			

五、注意事项

① 滴定开始时，滴定速度不能太快。如果加入的滴定剂过多，来不及反应，MnO_4^- 在酸性介质中将分解。

② 过氧化氢溶液有很强的腐蚀性，要防止溅洒到皮肤和衣物上。

六、思考题

① 除 $KMnO_4$ 法外，还有什么方法可以测定 H_2O_2 含量？

② 用碘量法测定时应怎样做？这种方法有什么优点？

实验五十九　邻二氮菲测定水中铁的含量

一、实验目的

① 了解邻二氮菲测定 Fe(Ⅱ) 的原理与方法。

② 掌握用 722 型或 721 型分光光度计进行定量测定的方法。

③ 了解比色皿（吸收池）配对性的检验与校正方法。

二、实验原理

邻二氮菲（1,10-邻二氮杂菲）是有机络合剂之一，它与 Fe^{2+} 能形成红色络离子。

$$Fe^{2+} +3 \quad \longrightarrow \quad \left\{ \left[\right]_3 Fe \right\}^{2+}$$

生成的络离子在 510nm 附近有一吸收峰，摩尔吸收系数达 $1.1 \times 10^4 L/(mol \cdot cm)$，反应灵敏，适用于微量测定。在 pH＝3～9 范围内，反应能迅速完成，且显色稳定，在含铁 0.5～8mg/L 范围内，浓度与吸光度符合 Beer 定律。若用精密分光光度计测定，可用吸光系数计算法。用光电比色法测定，则设备较简便，可用标准曲线法，也可用标准对比法。

被测溶液用 pH＝4.5～5 的缓冲液保持其酸度，并用盐酸羟胺还原其中的 Fe^{3+}，同时防止 Fe^{2+} 被空气氧化。

比色皿（或称吸收池）不配套，可影响吸光度的测量值，应检验其透光度与厚度的一致性，必要时加以校正。

三、仪器与试剂

仪器：722 型（或 721 型）分光光度计、电子天平、容量瓶、比色皿。

试剂：铁标准溶液（约 0.05mg/mL）、邻二氮菲溶液（0.15%，新配制）、盐酸羟胺溶液（2%，新配制）、乙酸盐缓冲液。

四、实验步骤

1. 试液制备

（1）铁标准溶液的制备

取分析纯 $(NH_4)_2SO_4 \cdot FeSO_4 \cdot 6H_2O$ 约 0.35g，精密称定，在 1L 容量瓶中用 HCl 溶液（0.1mol/L）溶解并稀释至刻度，计算此标准液每 1mL 中的准确含铁量。

（2）乙酸盐缓冲液

乙酸钠 136g 与冰醋酸 120mL 加水溶解成 500mL，摇匀。

2. 标准曲线绘制

分别吸取标准铁溶液 0.00mL、1.00mL、2.00mL、3.00mL、4.00mL、5.00mL

于 50mL 容量瓶中，依次加入乙酸盐缓冲液 5mL、盐酸羟胺溶液 5mL、邻二氮菲溶液 5mL，用蒸馏水稀释至刻度，摇匀，放置 10min，以不加标准液的一份作空白，用 1cm 比色皿在 722 型分光光度计上测定每份溶液的吸光度，测定前，先用中等浓度的一份在 490～510nm 间测定 5～10 个点，选吸光度最大处的波长为测定波长。将测得各溶液的吸光度为纵坐标、浓度（或含铁量）为横坐标，绘制成标准曲线，若线性好则用最小二乘法回归成直线方程式。

3. 水样测定

以河水或自来水为样品，准确吸取澄清水样 35mL（或适量）置于 50mL 容量瓶中，按上述制备标准曲线的方法配制溶液并测定吸光度，最后按测得的吸光度求出水中含铁量。

五、注意事项

1. 透光度一致性的核对与校正

将同样厚的四个比色皿分别编号标记，都装空白溶液，在所用波长（510nm）处测定各比色皿的透光率，结果应相同。若有显著差异，应将比色皿重新洗涤后再装空白溶液测试，经洗涤可使透光率差异减小时，可通过多次洗涤使透光率一致。若经几次洗涤，各比色皿的透光率差异基本无变化，可用下法校正，以透光率最大的比色皿为 100% 透光，测定其余各皿的透光率，分别换算成吸光度作为各比色皿的校正值。测定溶液时，以上述 100% 透光的比色皿作空白，用其他各比色皿装溶液，测得值以吸光度计算，减去所用比色皿的校正值，如表 4-18 所示。

表 4-18　溶液吸光度测量值的校正

比色皿标号	用空白溶液核校值		有色溶液测量值的校正		
	测得透光率/%	校正值（即吸光度）	测得值		校正后测得值
			T/%	A	
1	99	0.0044	62.5	0.2041	0.200
2	100		100	0.0	空白
3	98	0.0088	39.0	0.4089	0.400
4	95	0.0223	23.8	0.6234	0.601

2. 厚度核对

核对比色皿的厚度，需先经过透光一致性的检验。核对厚度的方法是用同一个吸光溶液（吸光度在 0.5～0.7 为宜）分别盛于各比色皿中，在同一条件下测定其吸光度，测得值应相同（若有透光校正值应扣除）。若各比色皿测得值间有超出允许误差的差值，则说明厚度有差别，测值大的厚度大。若不能更换选配，必要时亦可用校正值，即以其中一个为标准，将其测得值与其他比色皿的测得值之比作为换算成同一厚度时用的因数。

六、思考题

① 根据邻二氮菲铁络离子的吸收光谱，其最大波长为 510nm，本次实验中用 722

型分光光度计测得的最大吸收波长是多少？若有差别，试作解释。

② 根据绘制标准曲线测得的数据判断本次实验所得浓度与吸光度间的线性好不好，分析其原因。

③ 显色反应的操作中加入的各标准液与样品液有不同的含酸量，对显色有无影响？

④ 根据实验数据计算邻二氮菲铁络离子在最大吸收光波长处的摩尔吸收系数，若与文献值 $[1.1 \times 10^4 L/(mol \cdot cm)]$ 差别大，试作出解释。

⑤ 比色皿（吸收池）的透光度和厚度常不能绝对相同，试考虑在什么情况下必须检验校正，或可以忽略不计。

⑥ 透光度完全一致的甲、乙两比色皿，盛同一浓度的吸收光溶液，测得吸光度 $A_甲 = 0.587$，$A_乙 = 0.573$。用乙皿测另一浓度的溶液吸收度为 0.437。试换算成甲皿厚度为准的吸光度（0.448）。

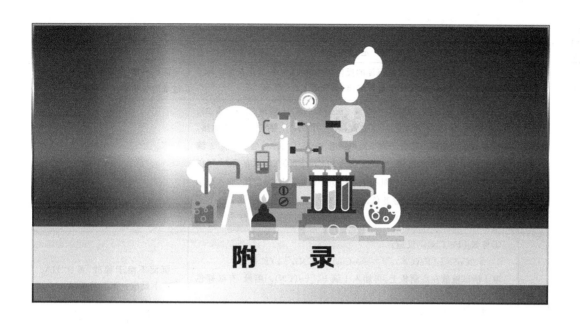

附录一　常见阳离子的鉴定方法

附表1　常见阳离子的鉴定方法

离子	鉴 定 方 法	备 注
Ag^+	取 2 滴试液,加入 2 滴 2mol/L HCl,若产生沉淀,离心分离,在沉淀中加入 6mol/L $NH_3 \cdot H_2O$ 使沉淀溶解,再加入 6mol/L HNO_3 酸化,白色沉淀重又出现,说明 Ag^+ 存在。反应如下: $$Ag^+ + Cl^- \longrightarrow AgCl \downarrow$$ $$AgCl + 2NH_3 \cdot H_2O \longrightarrow [Ag(NH_3)_2]^+ + Cl^- + H_2O$$ $$[Ag(NH_3)_2]^+ + Cl^- + 2H^+ \longrightarrow AgCl \downarrow + 2NH_4^+$$	
Al^{3+}	取试液 2 滴,再加入 2 滴铝试剂,微热,有红色沉淀,存在 Al^{3+}	反应可在 HAc-NH_4Ac 缓冲溶液中进行
Ba^{2+}	在试液中加入 0.2mol/L K_2CrO_4 溶液,生成黄色的 $BaCrO_4$ 沉淀,表示有 Ba^{2+} 存在。可用 $K_2Cr_2O_4$ 溶液代替 K_2CrO_4 溶液	Sr^{2+} 对 Ba^{2+} 的鉴定有干扰,但 $SrCrO_4$ 与 $BaCrO_4$ 不同的是,$SrCrO_4$ 在乙酸中可溶解。所以应在乙酸存在下进行反应
Bi^{3+}	①SnO_2^{2-} 将 Bi^{3+} 还原,生成金属铋(黑色沉淀),表示有 Bi^{3+} 存在: $$2Bi(OH)_3 + 3SnO_2^{2-} \longrightarrow 2Bi \downarrow + 3SnO_3^{2-} + 3H_2O$$ 取 2 滴试液,加入 2 滴 0.2mol/L $SnCl_2$ 溶液和数滴 2mol/L NaOH 溶液,溶液为碱性。观察有无黑色金属铋沉淀出现 ②$BiCl_3$ 溶液稀释,生成白色 BiOCl 沉淀,表示有 Bi^{3+} 存在: $$Bi^{3+} + H_2O + Cl^- \longrightarrow BiOCl \downarrow + 2H^+$$	
Ca^{2+}	试液中加入饱和$(NH_4)_2C_2O_4$ 溶液,如有白色的 $CaCr_2O_4$ 沉淀生成,表示有 Ca^{2+} 存在	沉淀不溶于乙酸。Sr^{2+}、Ba^{2+} 也与$(NH_4)_2C_2O_4$ 生成同样的沉淀,但在乙酸中可溶解
Co^{2+}	①取 5 滴试液,加入 0.5mL 丙酮,然后加入 1mol/L NH_4SCN 溶液,溶液显蓝色,表示有 Co^{2+} 存在 ②在 2 滴试液中,加入 1 滴 3mol/L NH_4Ac 溶液,再加入 1 滴亚硝基R盐溶液。溶液呈红褐色,表示有 Co^{2+} 存在	

医药基础化学实验

离子	鉴 定 方 法	备 注
Cd^{2+}	Cd^{2+} 与 S^{2-} 生成 CdS 黄色沉淀的反应可作为 Cd^{2+} 的鉴定反应。取 3 滴试液加入 Na_2S 溶液,产生黄色沉淀,表示有 Cd^{2+} 存在	沉淀不溶于碱和 Na_2S 溶液,过量的酸妨碍反应进行
Cr^{3+}	①取 2～3 滴试液,加入 4～5 滴 2mol/L NaOH 溶液、2～3 滴 3% H_2O_2 溶液,加热,溶液颜色由绿变黄,表示有 CrO_4^{2-} 存在。继续加热,直至过量的 H_2O_2 完全分解,冷却,用 6mol/L HAc 酸化,加 2 滴 0.1mol/L $Pb(NO_3)_2$ 溶液,生成黄色的 $PbCrO_4$ 沉淀,表示有 Cr^{3+} 存在 ②得到 CrO_4^{2-} 后,除去过量的 H_2O_2,用 6mol/L HAc 酸化,加入数滴乙醚和 3% H_2O_2,乙醚层显蓝色,表示有 Cr^{3+} 存在。反应式如下: $Cr_2O_7^{2-}+4H_2O_2+2H^+\longrightarrow 2CrO_5(蓝色)+5H_2O$	
Cu^{2+}	①与 $K_4[Fe(CN)_6]$ 反应: $2Cu^{2+}+[Fe(CN)_6]^{4-}\longrightarrow Cu_2[Fe(CN)_6]\downarrow(红棕色)$ 取 1 滴试液放在点滴板上,再加入 1 滴 $K_4[Fe(CN)_6]$ 溶液,有红棕色沉淀,则有 Cu^{2+} ②与 $NH_3\cdot H_2O$ 反应: $Cu^{2+}+4NH_3\longrightarrow[Cu(NH_3)_4]^{2+}(深蓝色)$ 取 5 滴试液,加入过量 $NH_3\cdot H_2O$,溶液变为深蓝色,证明 Cu^{2+} 存在	沉淀不溶于稀酸,可在 HAc 存在下反应。沉淀溶于碱: $Cu_2[Fe(CN)_6]+4OH^-\longrightarrow$ $2Cu(OH)_2\downarrow+[Fe(CN)_6]^{4-}$
Fe^{3+}	①取 2 滴试液,加入 2 滴 NH_4SCN 溶液,生成血红色 $Fe(SCN)_3$,证明 Fe^{3+} 存在(此反应可在点滴板上进行) ②将 1 滴试液放于点滴板上,加入 1 滴 $K_4[Fe(CN)_6]$,生成蓝色沉淀,表示有 Fe^{3+} 存在	在适当的酸度下进行,蓝色沉淀溶于强酸,强碱能分解沉淀,加入试剂过量太多,也会溶解沉淀
K^+	钴亚硝酸钠 $Na_3[Co(NO_2)_6]$ 与钾盐生成黄色 $K_2Na[Co(NO_2)_6]$ 沉淀。反应可在点滴板上进行,1 滴试液加入 1～2 滴试剂,如不立即生成黄色沉淀,可放置	强碱存在时试剂分解生成 $Co(OH)_3$ 沉淀。溶液呈强酸性时,应加入乙酸钠,以使强酸性转换为弱酸性,防止沉淀溶解
Hg^{2+}	①Hg^{2+} 可被铜置换,在铜表面析出金属汞的灰色斑点,表示有 Hg^{2+} 存在: $Cu+Hg^{2+}\longrightarrow Cu^{2+}+Hg\downarrow$ ②在 2 滴试液中,加入过量 $SnCl_2$ 溶液,$SnCl_2$ 与汞盐作用,首先生成白色 Hg_2Cl_2 沉淀,过量的 $SnCl_2$ 将 Hg_2Cl_2 进一步还原成金属汞,沉淀逐渐变灰,说明 Hg^{2+} 存在: $2HgCl_2+Sn^{2+}\longrightarrow Sn^{4+}+Hg_2Cl_2\downarrow+2Cl^-$ $Sn^{2+}+Hg_2Cl_2\longrightarrow 2Hg\downarrow+Sn^{4+}+2Cl^-$	
Mg^{2+}	取几滴试液,加入少量镁试剂(对硝基苯偶氮间苯二酚),再加入 NaOH 溶液使其呈碱性,若有 Mg^{2+} 存在,产生蓝色沉淀。Mg^{2+} 量少时,溶液由红色变成蓝色	加入镁试剂后,溶液显黄色,表示试剂酸性太强,应加入碱液。Ni^{2+}、Co^{2+}、Cd^{2+} 的氢氧化物与镁试剂作用,干扰 Mg^{2+} 的鉴定
Mn^{2+}	取 1 滴试液,加入数滴 0.1mol/L HNO_3 溶液,再加入 $NaBiO_3$ 固体,若有 Mn^{2+} 存在,溶液应为紫红色	
Na^+	取 1 滴试液,加入 8 滴乙酸铀酰锌试剂,用玻璃棒摩擦试管,出现淡黄色结晶乙酸铀酰锌钠 $[NaCH_3COO\cdot Zn(CH_3COO)_2\cdot UO_2(CH_3COO)_2\cdot H_2O]$ 沉淀,表示有 Na^+ 存在	①反应应在中性或乙酸酸性溶液中进行 ②大量 K^+ 存在干扰测定,为降低 K^+ 浓度,可将试液稀释 2～3 倍

离子	鉴 定 方 法	备　　注
NH_4^+	①在表面皿上,加入 5 滴 6mol/L NaOH,立即把一凹面贴有湿润红色石蕊试纸(或 pH 试纸)的表面皿盖上,然后放在水浴上加热,试纸呈碱性,表示有 NH_4^+ 存在 ②在点滴板上放 1 滴试液,加 2 滴奈斯勒试剂($K_2[HgI_4]$ 与 KOH 的混合物),生成红棕色沉淀,表示有 NH_4^+ 存在	NH_4^+ 含量少时,不生成红棕色沉淀而得到黄色溶液
Ni^{2+}	取 2 滴试液,加入 2 滴二乙酰二肟(丁二肟)和 1 滴稀氨水,生成红色的沉淀,说明有 Ni^{2+} 存在	反应在 pH 为 5~10 的溶液中进行。可在 HAc-NaAc 缓冲溶液中反应
Pb^{2+}	取 2 滴试液,加入 2 滴 0.1mol/L K_2CrO_4 溶液,生成黄色 $PbCrO_4$ 沉淀,说明有 Pb^{2+} 存在	沉淀不溶于 HAc 和 $NH_3 \cdot H_2O$,易溶于强碱,难溶于稀硝酸
Sb^{3+}	①在锡箔上放 1 滴试液,放置,有黑色的斑点(金属锑)出现,说明有 Sb^{3+} 存在: $$2[SbCl_6]^{3-}+3Sn \longrightarrow 2Sb \downarrow +3Sn^{2+}+12Cl^-$$ ②取 2 滴试液加入 0.4g$Na_2S_2O_3$ 固体,在水浴上加热数分钟,橙红色的 Sb_2OS_2 沉淀出现,说明 Sb^{3+} 存在	溶液酸性过强,会使试剂分解为 SO_2 和 S,应控制溶液 pH 在 6 左右
Sn^{2+} Sn^{4+}	①在试液中放入铝丝(或铁粉),稍加热,反应 2min,试液中若有 Sn^{4+},则 Sn^{4+} 被还原为 Sn^{2+},再加 2 滴 6mol/L HCl,鉴定按②进行 ②取 2 滴 Sn^{2+} 试液,加 1 滴 0.1mol/L $HgCl_2$ 溶液,生成 Hg_2Cl_2 白色沉淀,说明有 Sn^{2+} 存在	
Zn^{2+}	①取试液 3 滴用 2mol/L HAc 酸化,再加等体积的 $(NH_4)_2[Hg(SCN)_4]$ 溶液,摩擦试管壁,有白色沉淀生成,表示有 Zn^{2+} 存在: $$Zn^{2+}+[Hg(SCN)_4]^{2-} \longrightarrow ZnHg(SCN)_4 \downarrow$$	

附录二　常见阴离子的鉴定方法

附表 2　常见阴离子的鉴定方法

离子	鉴 定 方 法	备　　注
Cl^-	2 滴试液加入 1 滴 2mol/L HNO_3 和 2 滴 0.1mol/L $AgNO_3$ 溶液,生成白色沉淀。沉淀溶于 6mol/L $NH_3 \cdot H_2O$,再用 6mol/L HNO_3 酸化又有白色沉淀出现,表示有 Cl^- 存在	
Br^-	取 2 滴 Br_2 试液,加入数滴 CCl_4,滴加氯水,振荡,有机层显红棕色,表示有 Br^- 存在	加氯水过量,生成 BrCl,使有机层显淡黄色
I^-	取 2 滴 I^- 试液,加入数滴 CCl_4,滴加氯水,振荡,有机层显紫色,表示有 I^- 存在	在弱碱性、中性或酸性溶液中,氯水氧化 I^- 为 I_2,过量氯水将 I_2 氧化为 IO_3^-,有机层紫色褪去
S^{2-}	1 滴试液放在点滴板上,加 1 滴 $Na_2[Fe(CN)_5NO]$ 试剂,由于生成 $Na_2[Fe(CN)_5NOS]$ 而显紫色,表示有 S^{2-} 存在	在酸性溶液中,$S^{2-} \longrightarrow HS^-$,而不产生紫红色,应加碱液使酸度降低
$S_2O_3^{2-}$	取 5 滴试液,逐滴加入 1mol/L HCl,生成白色或淡黄色沉淀,表示有 $S_2O_3^{2-}$ 存在: $$S_2O_3^{2-}+2H^+ \longrightarrow S \downarrow +SO_2 \uparrow +H_2O$$	

离子	鉴 定 方 法	备 注
SO_4^{2-}	取 3 滴试液,加入 6mol/L HCl 酸化,再加入 0.1mol/L $BaCl_2$ 溶液,有白色 $BaSO_4$ 沉淀析出,表示有 SO_4^{2-} 存在	
SO_3^{2-}	①亚硫酸盐能使有机染料品红褪色,可以利用该反应来鉴定 SO_3^{2-}。反应结果是生成无色的化合物。 具体操作如下:在点滴板上放 1 滴品红溶液,加 1 滴中性试液。SO_3^{2-} 存在时溶液褪色。试液若为酸性,须先用 $NaHCO_3$ 中和,碱性溶液须加 1 滴酚酞,通入 CO_2 使溶液由红色变为无色 ②在 3 滴试液中加入 2mol/L HCl 和 0.1mol/L $BaCl_2$ 溶液,再滴加 $3\%H_2O_2$,产生白色沉淀,表示有 SO_3^{2-} 存在	S^{2-} 也能使品红溶液褪色,故干扰反应
NO_3^-	①二苯胺$(C_6H_5)_2$NH 法:在洗净并干燥的表面皿上放 4~5 滴二苯胺的浓 H_2SO_4 溶液。用玻璃棒取少量试液放入上述溶液中,NO_3^- 存在时,二苯胺被生成的硝酸氧化而显深蓝色 ②取 1 滴试液放在点滴板上,再加 $FeSO_4$ 固体和浓硫酸,在 $FeSO_4$ 晶体周围出现棕色环,表示有 NO_3^- 存在	NO_2^-、Fe^{3+}、CrO_4^{2-}、MnO_4^- 也有同样反应,干扰鉴定
NO_2^-	取 1 滴试液,加入几滴 6mol/L HAc,再加 1 滴对氨基苯磺酸和 1 滴 α-苯胺。若溶液显粉红色,表示有 NO_2^- 存在	
PO_4^{3-}	取 2 滴试液,加 5 滴浓 HNO_3、10 滴饱和钼酸铵,有黄色沉淀产生,表示有 PO_4^{3-} 存在	
$C_2O_4^{2-}$	二苯胺与草酸或草酸盐熔化时生成蓝色苯胺染料。在微量试管中放 1 小粒试样(如果是溶液,取一部分蒸发至干)和少量二苯胺,加热使之熔化。冷却后,将熔块溶于 1 滴酒精中,溶液显蓝色,表示有 $C_2O_4^{2-}$ 存在	此反应是特效反应

参 考 文 献

[1] 柯伏钊. 药用基础化学实验. 北京：中国医药科技出版社，2008.

[2] 李秋荣，等. 有机化学及实验. 北京：化学工业出版社，2009.

[3] 谢庆娟. 分析化学实验. 北京：人民卫生出版社，2006.

[4] 武汉大学. 分析化学实验. 第5版. 北京：高等教育出版社，2011.

[5] 何丽针. 医用基础化学实验指导. 江西：江西科学技术出版社，2011.

[6] 汪新. 基础化学实验指导用书. 江苏：江苏教育出版社，2012.

[7] 李明梅，张威. 医药化学基础实验. 北京：化学工业出版社，2015.

参 考 文 献